TODA **DEPRESSÃO** TEM TRISTEZA

NEM TODA **TRISTEZA** É DEPRESSÃO

Sua opinião sobre você é seu ponto de vista mais importante.
Você é infinitamente melhor do que pensa que é.

Valdira Abreu Magalhães Nina Lee de Sá
2024

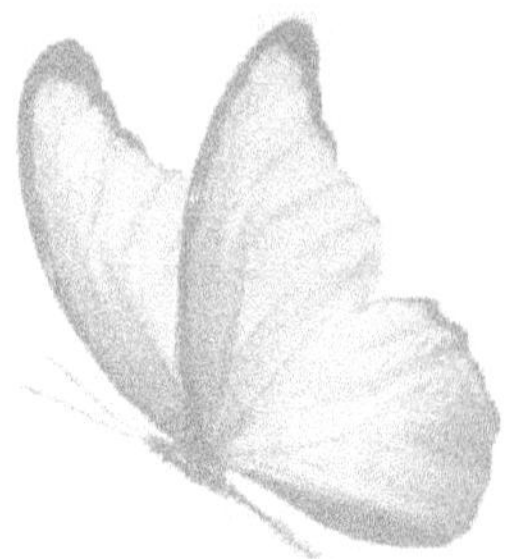

Aprendi que nossa jornada é enriquecida pela convivência com diversas pessoas, absorvendo diariamente as lições que cada indivíduo nos oferece. É profundamente inspirador quando nos reconhecemos como parte de uma pluralidade de seres, e compreendemos que nunca estamos verdadeiramente sozinhos, independentemente de nossos esforços para isso. Somente aqueles que amam verdadeiramente conseguem captar a essência mais profunda das experiências, como se pudessem ouvir os segredos do universo. Por meio destas palavras, compartilho o conhecimento que me foi transmitido e assimilado em minha jornada pessoal. Peço que não adote minhas crenças como suas, encorajo que busque o aprendizado por si mesmo, forme suas próprias conclusões e siga seu próprio percurso.

"Não desistir sempre foi o lema que guia minha existência"

Notas da Autora

Escrevo com o propósito de compartilhar conhecimento proveniente de meus estudos e experiências junto às minhas leituras, observações de casos clínicos e reflexões pessoais. Não busco gerar discordâncias dentro dos campos científico ou espiritual.

Se apreciar o livro, sinta-se à vontade para recomendá-lo; caso contrário, é importante lembrar que opiniões, estudos e interpretações variam entre indivíduos, tornando-nos únicos e especiais. Se a leitura foi proveitosa, fico contente; se não, é válido descartá-la, pois isso também contribuirá para nossas lembranças e experiências pessoais.

Dedicatória

Dedico este livro a todos que procuram respostas para suas tristezas, angústias e dores na alma. Àqueles que se encontram enclausurados em seus devaneios. A todos que buscam preencher a saudade do que ainda não viveram. E a todos os que buscam um propósito para sua existência. Ademir José de Sá, amigo e companheiro de existência sem o qual eu não teria tantas conquistas e oportunidades que se vincularam sempre ao seu apoio incondicional. Obrigada por segurar o candeeiro que iluminou meu caminho.

As minhas avós que nas horas de desespero me acalmavam em espírito o espírito. Pai Valdir e mãe Dirce todo o meu amor.

Sumário

Capítulo 1

A escuridão em mim

Nina Lee Magalhães

Na escuridão do Abismo da Tristeza, a solidão dança com a melancolia. Lágrimas ressoam num cenário vazio, onde emoções insondáveis se entrelaçam.

Fragmentos desbotados de esperança se perdem nesse abismo, enquanto o peso opressivo do desânimo ecoa no coração, silenciando a alma. Uma luz distante brilha nesse universo de sombras, com o suspiro como única companhia constante. Ali, a tristeza e a depressão dançam de mãos dadas no profundo abismo.

Entendendo a Tristeza e a Depressão

A etimologia da palavra "tristeza" remonta às suas origens no latim e reflete a evolução do termo até o seu uso contemporâneo em línguas românicas, como o português. Examinar a etimologia nos ajuda a compreender não apenas a origem das palavras, mas também aspectos da evolução cultural e histórica que influenciam a maneira como expressamos emoções e estados de ânimo.

A palavra "tristeza" deriva do latim "tristitia", que significa tristeza ou melancolia. Por sua vez, "tristitia" vem do adjetivo "tristis", que pode ser traduzido como triste, sombrio, severo ou de ânimo abatido. Este termo latino foi utilizado para descrever não somente emoções, mas também circunstâncias ou condições atmosféricas que evocam uma sensação de melancolia ou severidade.

Com a evolução do latim para o português, muitas palavras passaram por transformações fonéticas e semânticas. "Tristitia" não foi exceção, evoluindo para "tristeza", o que reflete uma adaptação natural do termo ao sistema fonético e às normas gramaticais do português. A transição de "tristitia" para "tristeza" ilustra também como certos conceitos e emoções continuaram sendo importantes e relevantes através dos séculos, mantendo-se presentes no léxico da língua portuguesa.

No português contemporâneo, "tristeza" refere-se a um sentimento de pesar, melancolia ou desânimo, podendo variar em intensidade desde uma leve tristeza até formas mais profundas de sofrimento emocional. É importante notar que, tanto no uso moderno quanto na sua origem latina, o termo pode ter conotações que vão além do puramente emocional, podendo ser utilizado para descrever atmosferas, paisagens ou tonalidades que evocam sentimentos de melancolia ou introspecção.

A persistência da palavra "tristeza" e suas variações em línguas derivadas do latim demonstra a importância contínua dos conceitos de melancolia e tristeza na compreensão humana das emoções ao longo da história. A etimologia revela não apenas a origem das palavras, mas também a maneira como os sentimentos e as expressões emocionais são moldados culturalmente e transmitidos ao longo do tempo.

Ao explorar a etimologia de "tristeza", mergulhamos não só na história linguística, mas também na história cultural, investigando como as pessoas têm expressado e enquadrado suas experiências emocionais através dos séculos.

O estudo sobre a tristeza, enquanto fenômeno humano universal tem raízes antigas que atravessam disciplinas como filosofia, medicina, psicologia e as artes, refletindo a evolução do pensamento humano ao longo dos séculos. Uma linha do tempo simplificada ajudará a destacar momentos chave nesse estudo interdisciplinar.

Filósofos como Aristóteles e Sêneca contemplaram a tristeza, a felicidade, e outros estados emocionais, considerando-os parte integrante da condição humana e da busca pela ética e pelo sentido da vida.

Na tradição cristã europeia, a tristeza muitas vezes era vista sob uma luz negativa, associada ao pecado da acedia (preguiça espiritual). Por outro lado, a contemplação da dor e do sofrimento de Cristo era também um meio para a empatia e redenção espiritual.

Com o Renascimento, há uma revalorização das emoções humanas, incluindo a tristeza, nas artes e literatura. O Iluminismo promoveu o racionalismo, mas também explorou a natureza humana através da emergente ciência da psicologia.

Na literatura e nas artes, o Romantismo celebrou a tristeza e a melancolia como estados que profundam a experiência estética e a compreensão da complexidade do self.

A tristeza começa a ser estudada como um fenômeno psicológico que pode se manifestar em desordens mentais, como a melancolia (termo antigo para depressão).

Com Freud, a tristeza é explorada como parte do luto e da melancolia, este último sendo uma condição que após seria entendida como depressão. Freud distingue o luto (uma resposta natural à perda) da melancolia (caracterizada por auto-repreensão).

Estudos em comportamento e processos de pensamento começaram a investigar como a tristeza afeta e é afetada pela cognição e comportamento.

Avanços tecnológicos permitiram um entendimento mais profundo das bases biológicas da tristeza e da depressão, incluindo a química cerebral e a imagem cerebral.

Desenvolvimento de diversas abordagens terapêuticas (como a terapia cognitivo-comportamental) para ajudar no manejo da tristeza e da depressão.

Emergência da psicologia positiva, que, ao invés de focar somente nas desordens, examina como a felicidade e o bem-estar podem ser promovidos, contextualizando a tristeza dentro de uma compreensão mais ampla da experiência humana. Esta linha do tempo mostra como o estudo e a compreensão da tristeza evoluíram, refletindo mudanças nas perspectivas culturais, filosóficas e científicas. Da visão dos antigos filósofos à psicologia moderna e neurociência, a tristeza foi reconhecida como uma faceta essencial, embora complexa, da experiência humana.

A palavra "depressão", assim como muitos termos da língua portuguesa, tem suas raízes no Latim. A etimologia deste termo específico nos oferece insights não apenas sobre a origem linguística, mas também sobre a evolução do conceito ao longo do tempo, especialmente no contexto médico e psicológico.

"Depressão" deriva do Latim "depressio", que significa "um pressionar para baixo" ou "abaixamento". O termo é formado por duas partes: o prefixo "de-", que indica uma ação para baixo, e "pressio", que vem de "premere", significando pressionar. Essa origem reflete literalmente a ação de pressionar para baixo ou abaixar algo.

Historicamente, a palavra "depressão" foi usada em vários contextos para descrever a ideia de redução ou diminuição, seja em termos físicos, como na descrição de terrenos, ou em contextos emocionais e psicológicos.

No entanto, foi somente nos séculos XIX e XX que "depressão" começou a ser associada mais diretamente com o estado psicológico que conhecemos hoje, caracterizado por sentimentos persistentes de tristeza, desesperança e falta de interesse ou prazer em atividades anteriormente satisfatórias.

O desenvolvimento histórico do conceito de melancolia e outros distúrbios mentais é fascinante e reflete as profundas transformações na compreensão humana sobre a mente e a psicologia ao longo dos séculos. A jornada começa no século VI A.C., com as primeiras tentativas de classificar os distúrbios mentais, onde melancolia e mania foram mencionadas pela primeira vez.

Durante a mesma época, Hipócrates, um dos mais influentes médicos da Grécia Antiga, propôs uma teoria que associava o comportamento humano aos quatro humores corporais: bile negra, bile amarela, fleuma e sangue. Segundo Holmes, Hipócrates acreditava que um desequilíbrio nesses humores causava doenças. Ele descrevia a melancolia como resultado de um excesso de bile negra, que intoxicaria o cérebro.

Antes de "depressão" se tornar o termo preferencial, condições de humor semelhantes eram frequentemente descritas como "melancolia", um termo também de origem grega que literalmente significa "bile negra", refletindo a antiga teoria dos humores que datam da medicina hipocrática. À medida que o entendimento médico e psicológico da condição evoluiu, especialmente com o avanço da psiquiatria no século XX, a "depressão" passou a ser reconhecida não apenas como uma tristeza profunda ou um mal-estar emocional, mas como uma condição complexa com causas múltiplas, incluindo fatores biológicos, psicológicos e sociais.

Hoje, "depressão" é amplamente reconhecida como uma condição médica séria, referida tecnicamente como "transtorno depressivo maior" em diagnósticos clínicos. O termo abrange uma ampla gama de sintomas e intensidades, desde formas leves de desânimo até casos severos que afetam significativamente a capacidade da pessoa de funcionar no dia a dia.

A evolução da palavra "depressão" e seu significado reflete não apenas mudanças na compreensão médica e psicológica, mas também mudanças culturais na maneira como sociedades entendem e abordam a saúde mental. A etimologia nos ajuda a ver como o vocabulário se adapta ao crescimento do conhecimento humano e às mudanças nas atitudes sociais, testemunhando o progresso da medicina e da psicologia em tratar e discutir abertamente questões de saúde mental.

A palavra "depressão" nos leva numa jornada desde uma simples ação física de pressionar para baixo até o reconhecimento de uma complexa condição médica, evidenciando como a língua e as práticas médicas evoluem juntas ao longo do tempo.

O estudo da depressão, como fenômeno clínico e psicológico, tem uma rica história que reflete a evolução do pensamento médico, social e científico. Abaixo, uma linha do tempo destacando marcos importantes no estudo da depressão:

Os médicos gregos, como Hipócrates, descreviam condições semelhantes à depressão, referindo-se a elas como "melancolia", atribuída ao desequilíbrio dos fluidos corpóreos ou humores.

A melancolia era por vezes vista sob o prisma da influência demoníaca ou espiritual, refletindo a interpretação predominante do mundo espiritual influenciando a saúde.

"A Anatomia da Melancolia", de Robert Burton, uma obra detalhada reunindo conhecimento médico, psicológico e filosófico sobre a melancolia. Um grande avanço para a humanidade.

No Século XIX - Definindo a Depressão Moderna começa a transição do termo "melancolia" para "depressão" no contexto médico, marcando uma mudança em direção a uma compreensão mais moderna da condição.

No final do século XIX a depressão começa a ser estudada como um transtorno independente, não apenas um sintoma de outras condições psiquiátricas.

No início do Século XX, Freud e Breuer discutem a psicologia da depressão em "Estudos sobre Histeria".

Em 1917 Freud publica "Luto e Melancolia", analisando as semelhanças e diferenças entre o processo de luto normal e a condição psicopatológica da melancolia (depressão).

Em meados do Século XX - acontece a introdução dos primeiros antidepressivos, marcando o início da era moderna dos tratamentos farmacológicos para depressão. A depressão passa a ser vista também através de um prisma biológico, com a formulação da "hipótese monoaminérgica" da depressão, que sugeria um desequilíbrio químico no cérebro.

A hipótese monoaminérgica defende que os transtornos como a

depressão são causados por desequilíbrio químico. Essa teoria propõe que a depressão seja consequência da falta de aminas biogênicas cerebrais, em particular de serotonina, noradrenalina e/ou dopamina.

No final do Século XX - DSM e a Psiquiatria Moderna a publicação do DSM-III (Manual Diagnóstico e Estatístico de Transtornos Mentais, 3ª edição) pela Associação Americana de Psiquiatria, que estabeleceu critérios diagnósticos claros para o Transtorno Depressivo Maior, representou um avanço significativo no diagnóstico e tratamento da depressão.

Início do século XXI os avanços significativos na compreensão da genética da depressão, assim como no desenvolvimento de novos tipos de tratamento, incluindo terapias baseadas em evidências psicológicas e intervenções neuromoduladoras como a estimulação magnética transcraniana (EMT).

Em 2019 a FDA (Food and Drug Administration) dos EUA aprova o uso de esketamina nasal para tratamento da depressão resistente ao tratamento, marcando a primeira nova abordagem significativa ao tratamento medicamentoso da depressão em décadas.

Esta linha do tempo ilustra como a compreensão e o tratamento da depressão evoluíram de interpretações baseadas no desequilíbrio de humores e influências espirituais para um enfoque moderno, multidimensional que inclui a biologia cerebral, a genética, a psicologia e as influências sociais. A história do estudo da depressão é um testemunho do desenvolvimento contínuo no campo da saúde mental.

Emoções, sejam elas categorizadas como positivas ou negativas, constituem a composição de nossa existência, influenciando não só como percebemos o mundo ao nosso redor, mas também como interagimos com ele e com os outros.

A gama de emoções que experimentamos é vasta e variada, indo de alegrias profundas e tristezas abissais, de um intenso amor a uma raiva fervilhante. Cada uma dessas emoções desempenha um papel no desenvolvimento do nosso caráter, na formação das nossas relações interpessoais, e na maneira como nos posicionamos diante dos desafios da vida. Ao reconhecermos que todas essas emoções são válidas e fazem parte do ser humano, abrimos caminho para uma compreensão mais plena de nós mesmos e dos outros.

Embora as emoções possam, em certos momentos, parecer esmagadoras ou até mesmo desencadear reações que percebemos como negativas, elas também são fontes potenciais de aprendizado e crescimento pessoal. A forma como enfrentamos a tristeza, por exemplo, pode ensinar-nos sobre resiliência; o encontro com a injustiça pode aguçar nossa consciência social e impulsionar-nos à ação. Portanto, longe de serem vistas apenas como obstáculos, as emoções, mesmo aquelas mais desafiadoras, podem ser catalisadores para o desenvolvimento pessoal e coletivo.

As emoções também desempenham um papel crucial na construção de pontes entre indivíduos. Elas permitem a empatia, a capacidade de colocar-se no lugar do outro e sentir o que o outro sente. Esta habilidade de partilhar experiências emocionais não só nutre as relações humanas, mas também fortalece o tecido social, promovendo um senso mais aprofundado de comunidade e pertencimento.

Reconhecer a universalidade das emoções nos lembra de nossa interconexão e interdependência. Independentemente de origem, cultura ou contexto social, todos nós experienciamos alegrias, tristezas, medos e esperanças. Essa compreensão pode ser um poderoso antídoto contra a desumanização do outro, reduzindo preconceitos e fomentando uma maior tolerância e respeito mútuo.

As emoções, em toda a sua complexidade, são fundamentais para o que significa ser humano. Elas não apenas nos guiam através dos labirintos da vida, mas também enriquecem nossa experiência do mundo, propiciando crescimento, conexão e empatia. Longe de serem imperfeições a serem superadas, são essências vitais da nossa humanidade, desempenhando um papel central tanto na navegação da vida pessoal quanto na construção de uma sociedade mais compreensiva e coesa.

Na antiguidade, a compreensão das emoções humanas estava intrinsecamente ligada a teorias dos humores e à filosofia natural, que associavam órgãos específicos e fluidos corpóreos a diferentes estados emocionais e comportamentais. Essa visão holística reflete uma tentativa de explicar tanto a saúde física quanto a mental através dos elementos disponíveis na natureza e no corpo humano.

Originada na Grécia Antiga e desenvolvida por médicos como Hipócrates (c. 460-c. 370 A.C.) e mais tarde Galeno (c. 129 - c. 200/216 d.C.), a teoria dos humores postulava que a saúde e o temperamento de uma pessoa eram determinados pelo equilíbrio de quatro fluidos corpóreos principais:

Associado ao coração, o sangue era ligado ao temperamento sanguíneo, caracterizado por personalidades extrovertidas, sociáveis e otimistas.

Associado ao cérebro e às membranas mucosas acreditava-se que o excesso de fleuma levava a um temperamento fleumático, caracterizado por ser calmo, relaxado e pacífico.

Ligada ao fígado, pensava-se que a bile amarela influenciava um temperamento colérico, propenso à raiva, irritabilidade e uma natureza impulsiva.

Supostamente produzida pelo baço (embora isso seja um erro anatômico), a bile negra era associada ao temperamento melancólico, levando a estados de tristeza, depressão e introspecção.

Tradicionalmente considerado o centro das emoções, o coração era frequentemente ligado ao amor e à coragem.

Além de sua associação com a bile amarela e a raiva, o fígado também era relacionado ao desejo e à paixão.

Acreditava-se que o baço influenciava a melancolia e a introspecção, devido à sua conexão com a bile negra.

Enquanto a teoria dos humores predominou, o cérebro foi muitas vezes relegado a um papel secundário nas emoções. Contudo, filósofos como Platão já sugeriam que o cérebro era o assento da racionalidade.

Na China, existe uma associação complexa de emoções com órgãos, como a raiva com o fígado, à alegria com o coração, a preocupação com o baço, a tristeza com os pulmões e o medo com os rins. Essas associações fazem parte de um sistema mais amplo que inclui o Qi (energia vital), Yin e Yang, e as vias energéticas conhecidas como meridianos.

Na Índia antiga, acredita-se que as emoções estão relacionadas aos doshas (tipos constitucionais), que incluem Vata (ar e espaço - associado ao movimento), Pitta (fogo e água - associado à transformação) e Kapha (água e terra - associado à coesão).

Essas concepções antigas refletem uma tentativa de compreender a mente e o corpo como um todo integrado, em que a saúde emocional e física estão profundamente interconectadas.

A relevância do intestino para a tristeza e a depressão é de crescente interesse na medicina e na psicologia nos últimos anos, marcando uma significativa expansão do entendimento sobre como diferentes sistemas do corpo interagem e afetam a saúde mental.

Essa conexão é frequentemente explorada sob o conceito de "eixo intestino-cérebro", que descreve a bidirecionalidade na comunicação entre o sistema gastrointestinal e o sistema nervoso central. Aqui estão alguns aspectos-chave sobre a relevância do intestino para a tristeza e a depressão:

A flora intestinal, ou microbiota, é composta por trilhões de microrganismos, incluindo bactérias, vírus, fungos e protozoários. A diversidade e o equilíbrio desses microrganismos têm sido associados à saúde mental. Pesquisas sugerem que um desequilíbrio na microbiota intestinal (disbiose) pode estar ligado a vários transtornos mentais, incluindo depressão e ansiedade.

A microbiota intestinal desempenha um papel crucial na produção e regulação de várias substâncias neuroativas, tais como serotonina e GABA, que são importantes para regular o humor. Surpreendentemente, estima-se que cerca de 90% da serotonina do corpo, um neurotransmissor frequentemente associado à sensação de bem-estar e felicidade, seja produzida no trato gastrointestinal.

O intestino possui seu próprio sistema nervoso, conhecido como sistema nervoso entérico, que é frequentemente referido como o "segundo cérebro". Esta rede complexa pode operar de forma autônoma, mas também se comunica com o sistema nervoso central, afetando respostas emocionais e comportamentais.

A comunicação entre o intestino e o cérebro ocorre através de múltiplos caminhos, incluindo sinais neurais diretos (principalmente através do nervo vago), hormônios, o sistema imunológico e substâncias produzidas pela microbiota intestinal. Este eixo desempenha um papel vital na modulação do humor e pode influenciar a susceptibilidade a transtornos de humor.

Dado o papel potencial da microbiota intestinal na modulação do humor, tem havido um interesse crescente no uso de probióticos (microrganismos vivos que, quando administrados em quantidades adequadas, conferem benefícios à saúde do hospedeiro) e prebióticos (substâncias que alimentam as bactérias benéficas do intestino) como complementos aos tratamentos tradicionais para depressão e ansiedade.

Pesquisas sugerem que mudanças na dieta e no estilo de vida, visando o suporte à saúde intestinal, podem ter efeitos benéficos na saúde mental. Dietas ricas em fibras, frutas, legumes e grãos integrais, que promovem uma microbiota saudável, têm sido associadas a uma menor incidência de sintomas depressivos.

A conexão entre intestino e saúde mental adiciona uma importante dimensão à compreensão e ao tratamento da depressão e da tristeza. Enquanto a pesquisa na área continua a evoluir, é evidente que cuidar da saúde intestinal pode ser uma parte crítica da manutenção do bem-estar emocional e psicológico. A relevância do intestino para a tristeza e a depressão é um tema de crescente interesse na medicina e na psicologia nos últimos anos, marcando uma significativa expansão do entendimento sobre como diferentes sistemas do corpo interagem e afetam a saúde mental.

Embora a ciência moderna tenha avançado nosso entendimento dos processos biológicos subjacentes às emoções, essas ideias iniciais são um testemunho da tentativa humana milenar de entender a complexa natureza da experiência emocional.

As bases da tristeza e da depressão residem em uma complexa interação entre fatores biológicos, psicológicos e ambientais. Entender esses aspectos é crucial para desmistificar estas condições, promover o bem-estar e auxiliar na busca de tratamentos eficazes.

Predisposição genética desempenha um papel significativo. Indivíduos com histórico familiar de depressão são mais propensos a desenvolvê-la.

A depressão tem sido associada a desequilíbrios nos neurotransmissores cerebrais, como serotonina, noradrenalina e dopamina, substâncias químicas que regulam humor, sono, apetite, e comportamento. Pesquisas recentes sugerem que processos inflamatórios no corpo podem estar relacionados com o desenvolvimento da depressão.

Mudanças na estrutura e função de certas áreas do cérebro, incluindo o hipocampo, córtex pré-frontal e amígdala, têm sido observadas em pessoas com depressão.

Eventos traumáticos, como a perda de um ente querido, abuso físico ou emocional, e altos níveis de estresse podem desencadear tanto a tristeza quanto a depressão. A tendência a pensar de forma pessimista, autoestima baixa e sentimentos de inutilidade podem favorecer a tristeza prolongada e a depressão.

Certos traços de personalidade e transtornos, por exemplo, o transtorno de personalidade borderline, podem aumentar a vulnerabilidade à depressão. Pobreza, desemprego e condições de vida estressantes podem contribuir para o desenvolvimento da depressão. A falta de suporte social e o isolamento podem ser tanto uma causa quanto uma consequência da depressão.

Normas culturais e expectativas sociais podem influenciar como os indivíduos expressam e lidam com a tristeza e a depressão.

É importante distinguir entre tristeza, uma emoção humana normal diante de situações adversas ou perdas, e a depressão, um transtorno de saúde mental caracterizado por uma tristeza profunda, persistente e incapacitante, juntamente com outros sintomas como alterações no sono e no apetite, falta de energia, dificuldades de concentração, sentimentos de culpa ou inutilidade, e pensamentos de morte ou suicídio.

A compreensão das bases da tristeza e da depressão abre caminhos para uma variedade de intervenções, incluindo terapia psicológica, medicamentos antidepressivos e mudanças no estilo de vida. Abordagens de tratamento bem-sucedidas geralmente envolvem uma combinação destas estratégias.

A prevenção pode ser promovida por meio do desenvolvimento de redes de apoio social robustas, técnicas de manejo de estresse e conscientização e educação em saúde mental.

Mergulhar nestes fundamentos não apenas fornece uma compreensão mais rica destas condições complexas, mas também destaca a importância do acesso a cuidados adequados de saúde mental e do combate ao estigma muitas vezes associado à depressão.

1.1 A natureza da tristeza: uma emoção humana universal

A teoria dos quatro humores, desenvolvida por Hipócrates e depois expandida por Galeno, é uma antiga concepção que tenta explicar a saúde e o comportamento humanos a partir do equilíbrio de quatro substâncias fundamentais no corpo: sangue, fleuma, bile amarela e bile negra. Esta teoria não apenas relaciona esses humores com o corpo humano, mas também os conecta com várias dimensões naturais e filosóficas, como as estações do ano, as características fundamentais da matéria e disposições psicológicas.

Vamos examinar essas correlações:

Sangue

Estação do Ano: Primavera

Qualidades: Quente e úmido

Sintoma Psicológico: Uma pessoa equilibrada no humor sanguíneo tende a ser alegre, otimista e social.

Desequilíbrio: Em excesso, pode levar a comportamentos impulsivos e superficiais.

Fleuma

Estação do Ano: Inverno

Qualidades: Frio e úmido

Sintoma Psicológico: A fleuma está associada a uma disposição calma, tranquila e geralmente indiferente.

Desequilíbrio: Pode resultar em letargia, apatia e falta de energia.

Bile Amarela

Estação do Ano: Verão

Qualidades: Quente e seco

Sintoma Psicológico: Pessoas com predominância da bile amarela tendem a ser enérgicas, ambiciosas e temperamentais.

Desequilíbrio: Pode levar a irritabilidade, raiva e impulsividade.

Bile Negra

Estação do Ano: Outono

Qualidades: Frio e seco

Sintoma Psicológico: Está associada a uma disposição melancólica, pensativa e introvertida.

Desequilíbrio: Pode resultar em tristeza, medo e depressão.

Correlações com as Estações do Ano e Qualidades da Matéria

A teoria dos humores também correlaciona as características dos humores com as estações do ano e as qualidades fundamentais da matéria:

Primavera (Sangue): Quente e úmido, a estação de renovação e crescimento.

Verão (Bile Amarela): Quente e seco, representando o calor e a energia máxima.

Outono (Bile Negra): Frio e seco, relacionado ao declínio e à introspecção.

Inverno (Fleuma): Frio e úmido, época de quietude e conservação.

Equilíbrio dos Humores e Saúde Mental

Segundo a teoria, a saúde e o bem-estar dependem do equilíbrio harmonioso desses quatro humores. Quando estão equilibrados, a pessoa experimenta uma estabilidade emocional e uma sensação geral de bem-estar. No entanto, o desequilíbrio entre eles pode levar a vários estados psicológicos:

Equilíbrio: Saúde física e mental, emoções estáveis e comportamento adaptativo.

Desequilíbrio

Aumento da Bile Negra: Pode resultar em melancolia, tristeza profunda e depressão.

Excesso de Sangue: Pode causar otimismo exagerado e comportamentos impulsivos.

Domínio da Bile Amarela: Pode provocar raiva, irritabilidade e agressividade.

Predomínio da Fleuma: Pode levar a apatia, falta de motivação e retraimento social.

Melancolia: Tristeza e Angústia

A tristeza e a angústia, quando persistentes e intensas, podem evoluir para um estado melancólico. Na interpretação dos humores, isso seria atribuído ao excesso de bile negra. A melancolia era considerada uma condição séria que poderia degenerar em depressão se não fosse adequadamente tratada.

A teoria dos quatro humores, apesar de antiga e amplamente substituída por compreensões modernas da psicologia e medicina, ainda oferece uma interessante perspectiva sobre a interconexão entre o corpo, as emoções e o ambiente. A ideia central é a busca pelo equilíbrio, algo que continua sendo relevante nas abordagens contemporâneas de saúde e bem-estar.

Embora a ciência moderna tenha evoluído além dessa teoria, os conceitos de equilíbrio e harmonia corporal e mental ainda ressoam nas práticas e filosofias de saúde atuais.

O sofrimento psíquico pode manifestar-se de diversas maneiras, sendo a depressão, a tristeza e a apatia algumas de suas formas mais comuns. Este sofrimento não apenas afeta a mente, mas frequentemente invade o corpo e a alma, produzindo um impacto global na pessoa.

O sofrimento psíquico pode ser desencadeado por qualquer estado ou evento que desorganize o pensamento, incluindo perdas significativas. As características mentais associadas a este tipo de sofrimento incluem:

Uma sensação avassaladora de falta de energia e motivação, que pode dificultar até mesmo as atividades diárias mais simples. As pessoas frequentemente perdem o interesse em atividades que antes lhes davam prazer, se isolam socialmente e ficam desconectadas do ambiente ao seu redor. O sofrimento psíquico pode prejudicar profundamente a capacidade de amar e de formar conexões emocionais sinceras com outras pessoas.

Há uma paralisia da vontade que impede a realização de qualquer atividade, tanto no âmbito profissional quanto no pessoal. A pessoa pode sentir-se exacerbada ou inadequada, com intensos sentimentos de inutilidade que destroem a autoimagem positiva. Os indivíduos frequentemente caem em um ciclo de autocrítica severa, culpando-se incessantemente por situações reais ou imaginárias, o que contribui para um estado de sofrimento ainda maior.

Nos casos mais extremos, esse quadro pode evoluir para pensamentos delirantes, onde a pessoa acredita que merece punição por suas ações ou pelo que ela percebe como falhas pessoais.

O sofrimento psíquico não se restringe ao campo mental, manifestando-se muitas vezes fisicamente. Sintomas como insônia, alterações no apetite, dores físicas e falta de energia são comuns. A alma, por sua vez, pode ser invadida por um vazio existencial profundo, onde a pessoa se sente desconectada de qualquer fonte de prazer ou significado.

O reconhecimento dos sinais deste sofrimento é essencial para buscar ajuda profissional apropriada. Intervenções psicológicas e psiquiátricas podem ser cruciais para restaurar a saúde mental e promover um caminho de cura e recuperação. Entender que a depressão, a tristeza e a apatia são mais do que simples "desânimos" permite que você ou aqueles ao seu redor vejam essas condições com a seriedade que merecem.

A tristeza é uma das emoções fundamentais experimentadas pelos seres humanos, uma resposta natural a situações de perda, fracasso, desapontamento ou separação. Embora frequentemente vista sob uma luz negativa, a tristeza tem várias funções importantes para o bem-estar psicológico e o desenvolvimento pessoal. Explorar a natureza dessa emoção pode ajudar a compreendê-la melhor como uma parte essencial da experiência humana, trazendo insights valiosos sobre como lidamos com a dor e crescemos emocionalmente.

A tristeza serve como um mecanismo para expressar dor e o sentido de perda, seja esta perda real, como a morte de um ente querido, ou simbólica, como o fim de um relacionamento ou oportunidade perdida. Ao expressar essa emoção, sinalizamos aos outros nossa necessidade de apoio e conforto.

Permitir-se sentir tristeza é um passo crucial no processo de luto e cura. Reconhecer e aceitar a tristeza pode pavimentar o caminho para superar a dor, enquanto a supressão dessa emoção pode retardar ou complicar a recuperação.

A tristeza muitas vezes nos leva a momentos de introspecção, encorajando-nos a refletir sobre nossas vidas, valores e relações. Esse processo pode resultar em crescimento pessoal, aumentando nossa resiliência, empatia e compreensão mais profunda de nós mesmos e dos outros.

Embora a tristeza seja uma experiência individual, ela também tem um componente social significativo. Compartilhar nossa tristeza com outros pode fortalecer laços de amizade e comunidade, pois aprendemos que podemos contar com o apoio e a compreensão de pessoas próximas nos momentos difíceis.

A experiência da tristeza, especialmente quando ligada à insatisfação com aspectos de nossas vidas, pode servir como uma motivação para buscar mudanças positivas, nos encorajando a reavaliar circunstâncias ou comportamentos que queremos alterar.

A tristeza é apenas uma das muitas emoções que compõem o rico universo da experiência humana. Sentir tristeza não apenas confirma nossa capacidade de amar e nos importar, mas também é um contraponto que dá profundidade à alegria e felicidade. Como outras emoções, a tristeza não é um estado permanente; ela flui e muda, frequentemente dando lugar a novas perspectivas e estados emocionais.

Gerenciar a tristeza envolve reconhecê-la como uma resposta natural a certas experiências de vida, permitindo-se sentir a emoção sem julgamento. Estratégias como expressão criativa, conversas com amigos ou profissionais de saúde mental, e cuidado pessoal podem ajudar no processo de lidar com a tristeza. O importante é lembrar que buscar apoio é um sinal de força, não de fraqueza.

A tristeza, enquanto emoção humana universal, desempenha um papel crucial na forma como experimentamos, processamos e crescemos a partir das adversidades da vida. Ao abraçar a tristeza como parte integrante da condição humana, podemos encontrar força na vulnerabilidade e construir conexões mais profundas com aqueles ao nosso redor, transformando esse sentimento em uma fonte de empatia, compreensão e, ultimamente, cura.

A análise da solidão crônica e tristeza como um fator de risco tão ou mais impactante do que condições como o alcoolismo ou a obesidade nos oferece uma perspectiva reveladora sobre a natureza social do ser humano e a importância fundamental das conexões interpessoais para o nosso bem-estar. O paralelo estabelecido entre a solidão e necessidades biológicas primárias, como a fome e a sede, destaca a essencialidade da interação social para nossa saúde física e mental.

Estudos têm demonstrado repetidamente que a solidão crônica pode levar a uma variedade de problemas de saúde graves. Isso inclui aumento do risco de doenças cardiovasculares, deterioração cognitiva, depressão e ansiedade, e até mesmo um risco aumentado de mortalidade precoce.

Diferentemente de fatores de risco como o alcoolismo e a obesidade, que podem ter seu impacto mitigado através da alteração de comportamentos específicos, como melhorar a dieta ou reduzir o consumo de álcool, a solidão envolve desafios mais complexos e subjetivos relacionados à construção e manutenção de relações sociais significativas.

A comparação entre a solidão e sensações como a fome e a sede sublinha o fato de que seres humanos são fundamentalmente criaturas sociais. Isso remonta aos primórdios da nossa evolução, onde a sobrevivência dependia de trabalharmos em grupos e nos apoiarmos mutuamente. Dessa forma, a solidão não é apenas uma questão de bem-estar emocional; é uma questão de saúde pública. O sentimento de isolamento aciona alarmes biológicos, indicando que algo essencial para nossa sobrevivência, as conexões com outros seres humanos, está faltando.

Diferentemente das necessidades de comer ou beber, para as quais as soluções são relativamente diretas, lidar com a solidão exige estratégias mais complexas e personalizadas. Iniciativas podem incluir programas comunitários voltados para a criação de oportunidades de interação social, terapias focadas no desenvolvimento de habilidades sociais, ou o uso de tecnologia para conectar pessoas com interesses e necessidades semelhantes. No entanto, o estigma associado à solidão muitas vezes pode ser um obstáculo para a busca de ajuda.

A solução para solidão passa necessariamente por um esforço conjunto da sociedade, incluindo políticas públicas que promovam o bem-estar social e comunitário. Reconhecer e abordar as causas fundamentais da solidão, como a fragmentação social, a mobilidade geográfica e o declínio de estruturas tradicionais de apoio, são etapas cruciais para mitigar esse fenômeno.

A solidão crônica é um desafio complexo e multidimensional, que exige respostas igualmente sofisticadas envolvendo indivíduos, comunidades e instituições sociais. Ao entender a solidão não apenas como uma questão emocional, mas como uma necessidade biológica insatisfeita, podemos começar a tratar esse problema com a seriedade e a urgência que ele demanda, buscando criar uma sociedade mais conectada e menos isolada.

1.2 Depressão: um transtorno clínico sério

Registros de comportamentos e estados emocionais que podem ser identificados como depressão em textos antigos.

Rei Saul na Bíblia: No I Livro de Samuel, parte do Antigo Testamento, são relatados episódios que podem ser interpretados como manifestações de depressão. Saul, o primeiro rei de Israel, apresenta comportamentos que sugerem angústia profunda, tristeza e até paranoia. Ele luta com sentimentos de fraqueza e desesperança, especialmente depois de sua relação com o profeta

Samuel se deteriorar e após seu rival, David, ser ungido como futuro rei.

Suicídio de Ájax na "Ilíada" de Homero: Na "Ilíada", outro importante texto da antiguidade, é narrada à história do herói grego Ájax. Após a morte de Aquiles, Ájax espera ser escolhido para receber as armas de Aquiles, mas elas são concedidas a Odisseu. Sentindo-se traído e envergonhado, Ájax entra em profunda angústia e, num acesso de loucura e desespero, comete suicídio. Esses relatos sugestivamente mostram uma intensa crise emocional e sentimentos de falha e desesperança.

Esses exemplos sugerem que fenômenos como a depressão e os comportamentos suicidas são experiências universais da condição humana, não restritas à modernidade. Mesmo que os termos e diagnósticos tenham evoluído, os relatos antigos permitem identificar sintomas que hoje seriam reconhecidos como depressão.

Estes registros históricos também ressaltam a forma como diferentes culturas e épocas entendiam e respondiam ao sofrimento emocional, oferecendo uma perspectiva rica para a compreensão da saúde mental ao longo da história.

É comum experimentar sentimentos de tristeza e desânimo em resposta a desafios, os quais podem, inclusive, significar oportunidades. No entanto, na depressão, esses sentimentos tornam-se persistentes e prejudicam nossa rotina diária. Ao identificar os sintomas e buscar tratamento adequado, é possível mitigar o sofrimento e evitar dificuldades desnecessárias.

A depressão é um transtorno caracterizado por uma gama de sintomas emocionais, cognitivos e físicos que afetam profundamente a maneira como a pessoa sente, pensa e lida com atividades diárias, como dormir, comer ou trabalhar. Longe de ser simplesmente sentir-se triste ou desanimado, a depressão é uma condição persistente que pode causar sofrimento significativo e incapacidade para aqueles que dela sofrem. Entrar em detalhes sobre este transtorno pode ampliar a compreensão sobre sua gravidade, sintomas, causas, tratamentos e a importância da busca por ajuda profissional.

Os sintomas da depressão podem variar amplamente entre os indivíduos, mas frequentemente incluem:

- Sentimentos persistentes de tristeza, ansiedade ou vazio; - Sentimentos de desesperança, pessimismo, irritabilidade ou culpa; - Perda de interesse ou prazer em atividades habitualmente desfrutadas; - Fadiga e falta de energia; - Dificuldades de concentração, memória ou tomada de decisões; - Distúrbios do sono (insônia, despertar precoce ou hipersonia); - Mudanças no apetite ou peso; - Sintomas físicos persistentes que não respondem ao tratamento, como dores de cabeça, problemas digestivos ou dor crônica; - Pensamentos de morte ou suicídio, ou tentativas de suicídio.

A depressão é o resultado de uma combinação complexa de fatores genéticos, biológicos, ambientais e psicológicos. Entre as várias influências, podem incluir: histórico familiar de depressão pode aumentar o risco. Desequilíbrios nos neurotransmissores cerebrais implicados na regulação do humor. Experiências de vida adversas, como trauma, perda de um ente querido, relações tóxicas, ou estresse crônico. Padrões de pensamento negativo, baixa autoestima e isolamento social.

O tratamento da depressão é altamente individualizado e pode incluir uma combinação de terapias: Antidepressivos podem ajudar a ajustar os desequilíbrios químicos cerebrais que contribuem para a depressão.

Terapias como a cognitivo-comportamental (TCC) e a interpessoal são eficazes no tratamento da depressão, ajudando o indivíduo a modificar padrões de pensamento e comportamento. Atividade física regular, dieta equilibrada, sono adequado e técnicas de redução de estresse podem complementar outros tratamentos. Fortalecer as redes de apoio social é crucial no processo de recuperação.

Um aspecto essencial no tratamento da depressão é reconhecer a importância de buscar ajuda profissional. Muitos indivíduos hesitam em buscar ajuda devido ao estigma associado a transtornos de saúde mental. No entanto, a depressão é uma condição médica legítima que requer atenção e tratamento profissional, da mesma forma que qualquer outra doença física.

A intervenção precoce pode melhorar significativamente a eficácia do tratamento e a recuperação. Cuidar da saúde mental é tão importante quanto cuidar da saúde física, e reconhecer a necessidade de ajuda é um passo crucial para a recuperação e para o bem-estar duradouro.

A depressão é, indiscutivelmente, um transtorno clínico sério que afeta milhões de pessoas ao redor do mundo, independente de idade, gênero ou status socioeconômico. Ao compreender melhor a natureza desta doença, podemos promover ambientes mais compassivos e eficazes para o tratamento e suporte daqueles afetados, bem como trabalhar para desfazer o estigma que ainda envolve as condições de saúde mental.

1.3 Diferenciando tristeza de depressão

A distinção entre tristeza e depressão envolve nuances importantes, tanto em termos de experiência pessoal como em suas correlações e manifestações no cérebro. Abordarei essa questão sob duas óticas: a experiência fenomenológica (psicológica) e as diferenças no âmbito cerebral (fisiológico e neurobiológico).

A tristeza é uma emoção humana normal e saudável, geralmente desencadeada por eventos específicos ou circunstâncias perturbadoras. A intensidade da tristeza pode variar, mas ela é, na maioria das vezes, temporária e resolvida quando a situação causadora é aliviada ou passa.

Diferentemente da tristeza, a depressão é um transtorno de humor caracterizado por sentimentos persistentes de tristeza, vazio, ou desesperança, acompanhados por uma série de sintomas físicos e psicológicos que afetam significativamente a capacidade da pessoa de funcionar na vida diária. A depressão é mais complexa e multifatorial, podendo ser influenciada por fatores genéticos, bioquímicos, ambientais e psicológicos.

No cérebro, tristeza e depressão não se manifestam de maneira uniforme e envolvem várias estruturas e processos neurobiológicos. Aqui estão algumas das diferenças-chave, baseadas em pesquisas e estudos de neuroimagem:

Durante episódios de tristeza, áreas específicas do cérebro, incluindo a amígdala e o córtex pré-frontal, podem apresentar uma atividade aumentada. Essas áreas estão envolvidas na regulação das emoções e na resposta a estímulos emocionais.

Na depressão, estudos de neuroimagem mostraram alterações em várias partes do cérebro, incluindo não só a amígdala e o córtex pré-frontal, mas também o hipocampo (uma área relacionada à memória e à regulação emocional) e outras partes do sistema límbico.

Alterações na função e na estrutura destas áreas podem contribuir para os sintomas da depressão. Além disso, a depressão tem sido associada a desequilíbrios no funcionamento dos neurotransmissores, como serotonina, noradrenalina e dopamina.

Indivíduos com depressão muitas vezes têm uma reatividade aumentada a estímulos negativos ou estressantes, demonstrada através de uma maior ativação de certas áreas cerebrais em comparação com pessoas não deprimidas.

A depressão também está associada a mudanças na conectividade entre diferentes regiões do cérebro. Por exemplo, alterações na conectividade funcional do córtex pré-frontal podem afetar a capacidade de regulação emocional, levando a maior dificuldade em controlar ou escapar de estados emocionais negativos.

Curiosamente, intervenções eficazes para a depressão, como medicamentos antidepressivos ou terapia cognitivo-comportamental, podem normalizar algumas das alterações cerebrais observadas, sugerindo uma relação entre a melhoria dos sintomas clínicos e a recuperação da função cerebral normal.

Em resumo, enquanto a tristeza é uma emoção temporária com correlatos cerebrais específicos e adaptativos, a depressão implica uma alteração mais global e persistente no funcionamento cerebral. A complexidade da depressão e as variáveis envolvidas exigem uma abordagem multidisciplinar que pode incluir psicoterapia, medicação e, em alguns casos, outras intervenções, para ajudar a restaurar o equilíbrio neuroquímico e funcional do cérebro.

Capítulo 2

Dores da Alma

Nina Lee Magalhães

Na jornada da vida, não é sempre que encontramos um rumo certo, mas sim a necessidade contínua de busca. Acredita-se que, no âmago da tristeza, envolvendo autocomiseração e autopunição, nos domínios onde a existência ganha significado, há um caminho fora do convencional. Nessa senda oculta, os dias se renovam e a esperança renasce.

Desmistificando Conceitos sobre a Depressão

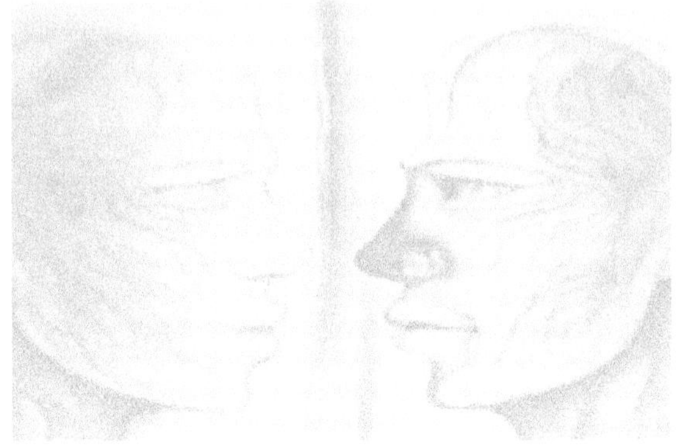

O sofrimento psíquico e suas manifestações, como a depressão e a euforia, são fenômenos complexos influenciados por uma miríade de fatores além das experiências internas do indivíduo. Estes fatores ajudam a moldar a afetividade e a percepção da realidade, resultando nos chamados Transtornos de Humor. Seguem algumas das justificativas levantadas para explicar a ocorrência destes transtornos e como elas refletem a evolução do entendimento humano sobre a saúde mental.

Fatores Explicativos para Transtornos de Humor

Magia e Ação de Espíritos

Em épocas anteriores, distúrbios de humor eram frequentemente atribuídos à ação maléfica de espíritos ou forças sobrenaturais. Essa visão mágica era comum em diversas culturas e refletia a tentativa humana de encontrar explicações para fenômenos incompreensíveis. Tais crenças influenciavam os tratamentos adotados, que muitas vezes envolviam rituais, exorcismos e outras práticas espirituais.

Religiosidade

Em muitos contextos religiosos, estados de depressão ou euforia eram (e ainda são, em algumas culturas) vistos como resultados da vontade divina. Deus, independentemente da forma de manifestação ou instituição religiosa, é percebido como controlando o destino e os estados emocionais dos indivíduos. Essa perspectiva pode tanto oferecer alívio através da fé e da comunhão religiosa quanto alimentar sentimentos de culpa e angústia, dependendo de como a situação é interpretada pelo indivíduo e pela comunidade religiosa.

Explicações Orgânicas

Desde a Antiguidade, com Hipócrates, houveram esforços para entender transtornos de humor através de explicações orgânicas, principalmente relacionadas aos desequilíbrios dos humores corporais (bile negra, bile amarela, fleuma e sangue). Na contemporaneidade, isso se traduz na busca por soluções médicas e farmacológicas. Hoje em dia, a depressão e outros transtornos de humor são frequentemente tratados com uma combinação de medicação (como antidepressivos) e terapias psicossociais, refletindo uma abordagem integrativa.

Tédio e Vazio Existencial

A modernidade trouxe consigo novas formas de sofrimento psíquico, muitas vezes ligadas à falta de sentido, angústia existencial, vazio e insegurança. Estas situações revelam uma insuficiência percebida nas experiências diárias, levando a sentimentos de desespero e apatia.

Filosofias existenciais e psicologias humanistas exploram como a busca por significado impacta a saúde mental e as estratégias para encontrar propósito e conexão no mundo.

Os pontos mencionados acima revelam uma constante: a vulnerabilidade humana frente ao sofrimento psíquico. Independente da explicação - mágica, religiosa, orgânica ou existencial - há uma tendência subjacente para sucumbir à impotência e à dependência do outro. Em todos esses contextos, a pessoa afetada frequentemente se sente passiva e impotente, dependendo de forças externas, sejam elas sobrenaturais, divinas, clínicas ou sociais, para encontrar alívio.

O entendimento dos transtornos de humor e do sofrimento psíquico continua a evoluir, incorporando insights de diversas disciplinas e culturas. Reconhecer a multiplicidade de fatores que contribuem para esses estados pode ajudar a criar abordagens mais holísticas e eficazes no tratamento e no apoio a indivíduos que enfrentam esses desafios. É essencial considerar o contexto cultural e pessoal para oferecer intervenções que respeitem e compreendam a complexidade da experiência humana.

A tristeza, quando se desenvolve em um transtorno de humor como a depressão, pode surgir e ser diagnosticada em qualquer idade, impactando significativamente a qualidade de vida do indivíduo afetado. A depressão é uma condição complexa caracterizada por uma variedade de sintomas, incluindo, mas não se limitando a, tristeza persistente, perda de interesse em atividades anteriormente prazerosas, alterações no apetite ou peso, distúrbios do sono, fadiga, sentimentos de inutilidade ou culpa excessiva, dificuldade de concentração, e pensamentos de morte ou suicídio.

Nas crianças e adolescentes, a depressão pode se manifestar de maneiras um pouco diferentes em comparação com os adultos. Por exemplo, crianças deprimidas podem apresentar mais comumente irritabilidade do que tristeza.

Pode haver um declínio no desempenho escolar, mudanças nos padrões de sono ou alimentação, e um retraimento das interações sociais. É crucial o reconhecimento precoce e tratamento adequado, pois a depressão pode interferir no desenvolvimento emocional, social e educacional.

Nos adultos, a depressão pode afetar a capacidade de funcionar eficazmente no trabalho, manter relações saudáveis e realizar atividades diárias. Além dos sintomas emocionais, os físicos também são comuns, como dor crônica ou problemas digestivos, que não melhoram com o tratamento.

Em idosos, a depressão muitas vezes é negligenciada, pois seus sintomas podem ser erroneamente atribuídos ao envelhecimento normal ou a condições médicas. No entanto, não é uma parte normal do envelhecimento. Nos idosos, a depressão pode coincidir com outras condições médicas, agravando-as e tornando a recuperação mais complicada.

A depressão pode severamente prejudicar a qualidade de vida em qualquer idade. Além dos sintomas emocionais, a depressão pode aumentar o risco de condições crônicas, como doenças cardiovasculares. A fadiga e a dor podem se tornar barreiras significativas para a atividade física. Retraimento social, isolamento, e problemas em manter ou iniciar relacionamentos sociais ou românticos são comuns, afetando a rede de apoio da pessoa. A depressão pode afetar a capacidade de manter um emprego, levando a dificuldades financeiras devido à perda de produtividade e dias de trabalho.

Em casos graves, a depressão pode levar a pensamentos suicidas ou tentativas de suicídio. Independente da idade é importante buscar ajuda profissional se os sintomas da depressão estiverem presentes. O tratamento pode incluir terapia, medicamentos antidepressivos, ajustes de estilo de vida focados em dieta e exercícios, e, em alguns casos, tratamentos mais avançados, como a estimulação magnética transcraniana (EMT) ou a eletroconvulsoterapia (ECT). Reconhecer os sinais de depressão e buscar tratamento precoce é essencial para melhorar a qualidade de vida e o bem-estar geral em todas as idades.

2.1 O que é e o que não é depressão

A depressão é uma condição clínica que afeta profundamente o bem-estar emocional e físico da pessoa, e sua compreensão exige uma distinção clara entre o que ela é e o que não é. Essa distinção é crucial tanto para evitar a minimização dos desafios enfrentados por quem sofre da doença quanto para evitar a patologização de emoções e situações normais da vida.

A depressão é um distúrbio do humor que causa sentimentos persistentes de tristeza, vazio e perda de interesse em atividades que antes eram prazerosas. Diferentemente de flutuações normais de humor, esses sentimentos são intensos, duram por longos períodos (semanas, meses ou até anos) e interferem significativamente na capacidade da pessoa de funcionar no dia a dia.

Além dos sintomas emocionais, a depressão pode apresentar sintomas físicos, como alterações no apetite e no peso, problemas de sono, fadiga, dores sem causa aparente e dificuldade de concentração.

Pode ser desencadeada por uma combinação de fatores genéticos, biológicos, ambientais e psicológicos. Não é simplesmente resultado de fraqueza pessoal ou uma situação difícil da vida.

Importante, a depressão é uma condição médica tratável. Os tratamentos podem incluir terapia, medicamentos como antidepressivos, e mudanças no estilo de vida.

Sentir-se triste, frustrado ou desapontado em resposta a eventos da vida, como perdas ou desafios, é uma parte normal da experiência humana. Essas emoções tendem a ser temporárias e geralmente não afetam a capacidade de uma pessoa de funcionar a longo prazo.

O luto após a perda de um ente querido pode envolver muitos dos sentimentos e sintomas da depressão. No entanto, o luto tem um curso conhecido de resolução ao longo do tempo, enquanto a depressão pode não resolver sem tratamento.

A falta de motivação e a fatiga associadas à depressão são muito diferentes da preguiça. Esses sintomas são resultados da condição e não uma escolha pessoal. A depressão não é algo que a pessoa pode simplesmente "superar" com esforço de vontade. É uma doença complexa que requer compreensão, tratamento e suporte.

Reconhecer a depressão como uma condição médica legítima é fundamental para buscar ajuda e tratamento adequados. Se você ou alguém que você conhece está experimentando sintomas de depressão, incentivar a busca por suporte profissional é um passo crítico. O tratamento pode envolver terapia, medicamentos e estratégias de apoio que oferecem caminhos para a recuperação e o bem-estar.

2.2 Mitos comuns sobre a depressão

O conceito de depressão em recém-nascidos e crianças até dois anos é complexo e tem sido objeto de discussão entre profissionais de saúde. Tradicionalmente, a noção de depressão é mais comumente associada a crianças mais velhas, adolescentes e adultos, devido à natureza dos sintomas e como eles são comunicados (e.g., tristeza persistente, perda de interesse em atividades prazerosas, etc.).

No entanto, pesquisas e estudos clínicos têm começado a reconhecer que distúrbios do humor podem afetar indivíduos muito jovens, embora a manifestação e a identificação desses distúrbios possam ser diferentes das faixas etárias mais velhas.

Nos recém-nascidos e crianças pequenas, o que pode ser comparável à "depressão" muitas vezes se manifesta de maneira diversa e pode ser mais difícil de identificar. Alguns sinais que profissionais da saúde podem observar incluem: - Apatia ou falta de resposta a estímulos que normalmente causariam uma reação (como sorrisos ou sons). Dificuldades alimentares persistentes que não têm uma causa médica identificável. Alterações no padrão de sono, como dormir demais ou de menos para a faixa etária. Irritabilidade ou choro excessivo sem uma causa aparente. Atrasos no desenvolvimento, especialmente em marcos sociais e emocionais.

Vários fatores podem contribuir para problemas emocionais e comportamentais em recém-nascidos e crianças muito pequenas, incluindo:

Histórico familiar de depressão ou outros transtornos do humor pode aumentar o risco. Experiências negativas, como abuso, negligência, ou perda de um cuidador, podem ter um impacto significativo na saúde emocional da criança. Uma relação insegura ou desorganizada com cuidadores pode afetar a saúde emocional e o desenvolvimento.

Intervenções precoces são fundamentais para crianças que demonstram sinais que poderiam ser interpretados como depressão. Estas podem incluir:

Terapia de Interação Pais-Bebê: Esta abordagem foca em melhorar a interação e o vínculo entre a criança e os cuidadores, o que pode ter um impacto positivo no desenvolvimento emocional da criança.

Proporcionar um ambiente seguro, estável e estimulante é vital para o desenvolvimento saudável da criança.

Psicólogos infantis, psiquiatras, e outros profissionais capacitados podem avaliar de forma mais completa a situação e, se necessário, recomendar abordagens de tratamento adequadas.

Embora a terminologia "depressão" possa não ser sempre utilizada para recém-nascidos e crianças até dois anos de idade devido à complexidade dos fatores de diagnóstico, é crucial reconhecer e endereçar quaisquer sinais de preocupação no desenvolvimento emocional e comportamental o mais cedo possível. Isso incentiva uma

fundação mais saudável para o desenvolvimento futuro da criança.

A depressão materna durante a gravidez pode ter diversas consequências para o feto, afetando tanto o desenvolvimento intrauterino quanto a saúde e o desenvolvimento do bebê após o nascimento. Estas complicações podem surgir devido a uma combinação de fatores biológicos, ambientais e psicossociais. Abaixo, algumas das principais consequências e mecanismos através dos quais a depressão materna pode afetar o feto e a criança:

Baixo Peso ao Nascer: A depressão durante a gravidez tem sido associada ao risco aumentado de baixo peso ao nascer, o que pode afetar a saúde neonatal do bebê e ter implicações a longo prazo. Parto Prematuro: Estudos também têm vinculado a depressão materna a um risco elevado de parto prematuro, outro fator que pode impactar significativamente o desenvolvimento e a saúde do recém-nascido.

Atrasos no Desenvolvimento: A exposição a ambientes estressantes intrauterinos, como os que podem ser criados por distúrbios de humor maternos, pode afetar negativamente o desenvolvimento fetal do cérebro, potencialmente levando a atrasos no desenvolvimento cognitivo, emocional e físico. Crianças nascidas de mães que experienciaram depressão durante a gravidez têm um risco aumentado de enfrentar desafios emocionais e comportamentais, incluindo ansiedade, depressão, e distúrbios do espectro do comportamento.

A depressão materna pode elevar os níveis de hormônios do estresse, como o cortisol, que pode atravessar a placenta e afetar o desenvolvimento fetal. Isso pode ter implicações a longo prazo para as respostas ao estresse da criança. A exposição ao ambiente intrauterino afetado pela depressão pode influenciar negativamente o desenvolvimento do sistema imunológico do bebê, potencialmente aumentando o risco de infecções e algumas condições autoimunes.

A depressão pode afetar a capacidade da mãe de formar um vinculo afetivo forte com seu bebê, vital para o desenvolvimento emocional e social da criança. Envolvimento e respostas menos afetuosos podem levar a inseguranças no vínculo mãe-filho.

O reconhecimento e tratamento da depressão materna são cruciais para mitigar esses riscos. Tratamentos como terapia, medicação (com cuidado devido à gravidez), e suporte psicossocial podem ser eficazes na gestão da depressão durante a gravidez. Além disso, o fortalecimento da rede de apoio em torno da mulher grávida pode proporcionar camadas adicionais de suporte emocional e prático.

A depressão materna pode ter implicações significativas para o desenvolvimento fetal e a saúde a longo prazo do bebê. A intervenção precoce e o suporte são vitais para proteger tanto a saúde da mãe quanto a do bebê.

A depressão não é apenas um transtorno de humor isolado; ela pode ter numerosas implicações para a saúde física, aumentando o risco de desenvolver várias condições secundárias ou agravando condições preexistentes. Abaixo estão algumas das principais doenças e problemas de saúde que podem ser desenvolvidos ou exacerbados pela depressão:

A depressão tem sido associada a um aumento no risco de doenças cardiovasculares, incluindo infarto do miocárdio (ataque cardíaco) e doença arterial coronariana. Isso pode ser devido a comportamentos de risco aumentados em pessoas com depressão, como falta de atividade física e aumento no uso de substâncias, ou por causa de efeitos fisiológicos diretos da depressão no sistema cardiovascular.

A depressão pode contribuir para o desenvolvimento e o manejo complicado do diabetes tipo 2, possivelmente devido a escolhas de estilo de vida prejudicada e a liberação aumentada de hormônios do estresse que podem afetar o controle da glicose.

A depressão e a obesidade possuem uma relação bidirecional; a depressão pode aumentar o risco de obesidade por meio de comportamentos alimentares desregulados (como comer excessivamente como uma forma de autoconforto) e diminuição da atividade física. A obesidade, por sua vez, aumenta o risco de depressão.

Estudos sugerem que o estresse crônico e a inflamação, ambos associados à depressão, podem aumentar o risco de desenvolver certas doenças autoimunes, como artrite reumatoide e lúpus.

Transtornos do sono, incluindo insônia e apneia do sono, são comumente associados à depressão. O sono de má qualidade pode, por sua vez, exacerbar a depressão, criando um ciclo vicioso.

A depressão pode estar ligada a um risco aumentado de osteoporose. Os mecanismos exatos são complexos e podem envolver fatores como menor ingestão de cálcio e vitamina D e níveis elevados de cortisol, um hormônio do estresse que pode afetar negativamente a densidade óssea.

Há evidências crescentes associando a depressão a um risco aumentado de desenvolver doenças neurodegenerativas, como a doença de Alzheimer e a doença de Parkinson, embora os mecanismos exatos ainda estejam sendo estudados.

A relação entre câncer e depressão é complexa, e embora a depressão não cause câncer, ela pode afetar o curso da doença. A depressão pode influenciar negativamente a qualidade de vida, a aderência ao tratamento c potencialmente afetar os resultados em pacientes com câncer.

A depressão pode afetar dramaticamente a saúde física, além da saúde mental, elencando a importância de uma abordagem de tratamento holística que considere todos os aspectos da saúde de uma pessoa.

O manejo eficaz da depressão pode melhorar os resultados não apenas do transtorno de humor em si, mas também das condições de saúde associadas. Estratégias integrativas que incluem tratamento psicoterapêutico, medicação, mudanças no estilo de vida (como exercícios físicos regulares e dieta saudável), e suporte social são fundamentais no tratamento da depressão e na prevenção ou manejo de doenças concomitantes.

A depressão, apesar de ser uma condição amplamente reconhecida e estudada, ainda está cercada por inúmeros mitos e equívocos. Estes não apenas perpetuam o estigma associado à doença, mas também podem impedir as pessoas de buscar ou oferecer apoio adequado. Vamos desmitificar alguns desses equívocos comuns.

Mito 1: A depressão é apenas estar muito triste

Realidade: Enquanto a tristeza pode ser um sintoma da depressão, ela é muito mais do que um sentimento de tristeza intensa. A depressão é uma condição clínica complexa que afeta o estado emocional, físico e mental da pessoa, influenciando seu pensamento, sono, apetite e interesse pelas atividades diárias.

Mito 2: A depressão é uma escolha; as pessoas podem simplesmente "se animar".

Realidade: A depressão não é uma escolha nem uma questão de falta de força de vontade. É uma doença médica séria que requer tratamento. Dizer a alguém para simplesmente "se animar" ou "superar" invalida sua experiência e pode agravar seus sentimentos de isolamento e desesperança.

Mito 3: A depressão afeta apenas pessoas com uma vida difícil

Realidade: Embora eventos estressantes da vida possam desencadear a depressão em algumas pessoas, ela pode afetar qualquer um, independentemente de sua situação de vida. Fatores genéticos, desequilíbrios químicos no cérebro e outros fatores biológicos também desempenham um papel significativo.

Mito 4: Se você tem um bom emprego e uma família amorosa, você não pode estar deprimido.

Realidade: A depressão não discrimina com base no status social, econômico ou familiar. Ter uma vida aparentemente "boa" do ponto de vista externo não impede alguém de sofrer de depressão. O que uma pessoa tem ou não materialmente ou socialmente não é um indicador de sua saúde mental.

Mito 5: A depressão sempre tem uma causa óbvia

Realidade: Enquanto a depressão pode ser desencadeada por um evento específico ou situação estressante, muitas vezes ela ocorre sem uma razão aparente. Não conseguir identificar uma "causa" não torna a depressão menos real ou séria.

Mito 6: A medicação para depressão é viciante e muda sua personalidade

Realidade: Os antidepressivos modernos não são considerados viciantes no sentido tradicional. Eles são projetados para ajudar a corrigir desequilíbrios químicos no cérebro e não para alterar a personalidade. Ajustes na medicação podem ser necessários, e qualquer preocupação deve ser discutida com um profissional de saúde.

Mito 7: Depressão é o mesmo que sentir-se deprimido

Realidade: Sentir-se "deprimido" temporariamente em resposta a uma situação difícil é uma parte normal da vida. A depressão clínica, no entanto, é uma condição de saúde mental duradoura e grave que afeta a forma como uma pessoa se sente, pensa e lida com as atividades diárias.

Mito 8: Terapia e medicação não funcionam

Realidade: Tratamentos para depressão, incluindo terapia comportamental cognitiva e medicamentos, têm se mostrado eficazes para muitas pessoas. Encontrar o tratamento certo pode levar tempo e, às vezes, requer ajustes, mas muitos experimentam melhoras significativas em seus sintomas.

Enfrentar esses mitos é crucial para aumentar a compreensão, a compaixão e o apoio para aqueles que lutam contra a depressão. A conscientização e a educação contínua são chaves para mudar a narrativa em torno da saúde mental e para que mais pessoas se sintam encorajadas a buscar ajuda quando necessário.

2.3 A importância do diagnóstico correto

A compreensão dos mecanismos neurais subjacentes à tristeza e à depressão é complexa e ainda está em andamento. No entanto, sabe-se que várias estruturas e circuitos cerebrais interconectados desempenham papéis cruciais na regulação do humor e das emoções. Alterações na função ou na comunicação entre estas áreas podem contribuir para a tristeza prolongada e para o desenvolvimento da depressão. Vamos considerar algumas destas estruturas:

1. Córtex Pré-frontal

Funções: Envolvido no planejamento de comportamentos complexos, na expressão da personalidade, no processo de tomada de decisões, e na modulação das emoções.

Depressão: Alterações na atividade deste córtex estão associadas a dificuldades na regulação do humor, pensamentos negativos persistentes e na diminuição da capacidade de sentir prazer (anhedonia).

2. Hipocampo

O hipocampo, região central no cérebro humano associada à memória e às emoções, desempenha um papel crucial na regulação do humor e nos processos cognitivos. Estudos recentes têm destacado a interconexão entre o hipocampo e condições emocionais, como a depressão e a tristeza.

A diminuição do volume do hipocampo é uma característica comum em indivíduos deprimidos. Essa redução pode ser resultado do estresse crônico, da inflamação neural e do desequilíbrio de neurotransmissores, todos fatores que contribuem para o desenvolvimento da depressão.

Acredita-se que a atrofia do hipocampo possa prejudicar a regulação emocional e a formação de novas memórias, sintomas frequentes em pacientes deprimidos.

Além disso, o hipocampo também desempenha um papel essencial na regulação do humor e das respostas emocionais, que estão intimamente ligadas à tristeza. Estudos neurobiológicos sugerem que a diminuição da neurogênese no hipocampo pode estar associada a sentimentos de tristeza e desesperança.

A plasticidade do hipocampo, ou seja, sua capacidade de se adaptar e gerar novos neurônios está diretamente relacionada à saúde emocional de um indivíduo. Mudanças na estrutura e função do hipocampo podem afetar a capacidade de um indivíduo lidar com emoções negativas e processar experiências dolorosas, contribuindo assim para a manifestação da tristeza.

Apesar das evidências que apontam para a relação entre hipocampo, depressão e tristeza, é importante ressaltar a complexidade dessas interações. Outras áreas do cérebro, como o córtex pré-frontal e a amígdala, também desempenham um papel significativo na regulação emocional e no processamento de informações relacionadas ao humor.

Portanto, uma abordagem holística e interdisciplinar é necessária para uma compreensão completa do impacto do hipocampo nessas condições emocionais.

Diante desse cenário, intervenções terapêuticas que visam promover a neuroplasticidade do hipocampo, como a prática de exercícios físicos, a meditação e a terapia cognitivo-comportamental, têm se mostrado eficazes no tratamento da depressão e no manejo da tristeza. Estimular a regeneração neuronal no hipocampo pode ajudar a restaurar o equilíbrio emocional e melhorar a qualidade de vida de indivíduos afetados por essas condições emocionais.

O hipocampo desempenha um papel central na regulação do humor e das emoções, influenciando diretamente a manifestação da depressão e da tristeza.

Compreender a complexa interação entre o hipocampo e essas condições emocionais é essencial para o desenvolvimento de estratégias de prevenção e tratamento eficazes. Investir em pesquisas que explorem essa conexão pode abrir novos caminhos para o cuidado da saúde mental e o bem-estar emocional da sociedade.

Depressão: Estudos mostram que a depressão crônica pode estar associada à redução do volume do hipocampo, o que pode afetar a capacidade de regular as respostas ao estresse adequadamente.

3. Amígdala Cerebral

A amígdala, uma região do cérebro responsável por processar emoções e regular respostas a estímulos emocionais, desempenha um papel crucial no desenvolvimento e manifestação da depressão. A depressão é um distúrbio mental debilitante que afeta milhões de pessoas em todo o mundo. Estudos neurocientíficos têm indicado que pessoas com depressão apresentam padrões alterados de atividade cerebral, com particular destaque para a amígdala.

Esta estrutura é fundamental para processar e regular emoções como medo, ansiedade e tristeza, desempenhando um papel crítico na formação de memórias emocionais e na resposta a estímulos negativos.

Pesquisas recentes sugerem que a amígdala de indivíduos deprimidos pode estar hiperativa, o que contribui para uma sensibilidade aumentada a estímulos emocionalmente negativos.

Em outras palavras, essas pessoas têm uma resposta mais intensa e duradoura a eventos que despertam emoções negativas, o que pode perpetuar o ciclo da depressão e dificultar a regulação emocional saudável. Esse fenômeno pode explicar, em parte, os sintomas como tristeza profunda, desesperança e dificuldade em lidar com situações estressantes comuns em pessoas deprimidas.

Além disso, a relação entre a atividade aumentada da amígdala e a sensibilidade emocional exacerbada em pessoas com depressão lança luz sobre possíveis alvos para intervenções terapêuticas. Terapias cognitivo-comportamentais e psicoterapias que visam modular a atividade da amígdala e reestruturar respostas emocionais disfuncionais têm mostrado promessas no tratamento da depressão.

Da mesma forma, abordagens baseadas em mindfulness e práticas de regulação emocional podem ajudar a diminuir a sensibilidade a estímulos negativos e melhorar o bem-estar emocional de indivíduos deprimidos.

No entanto, é crucial reconhecer as limitações e desafios no entendimento da complexa interação entre a amígdala, a depressão e a sensibilidade emocional. A pesquisa nesse campo ainda está em andamento, e é necessária uma abordagem interdisciplinar que integre conhecimentos da psicologia clínica, neurociência e psiquiatria para elucidar plenamente essas questões. As observações que indicam uma maior atividade da amígdala em pessoas com depressão e sua influência na sensibilidade a estímulos emocionalmente negativos fornecem insights valiosos sobre a natureza dessa condição psicológica complexa.

Compreender melhor essa relação pode levar a abordagens terapêuticas mais eficazes e direcionadas, além de abrir caminho para uma maior empatia e compreensão da experiência de indivíduos que sofrem de depressão. No futuro, é fundamental continuar a explorar essa interseção entre neurociência e saúde mental para avançar no tratamento e no manejo da depressão de maneira mais eficaz.

4. Sistema Límbico

A compreensão da complexidade das emoções humanas e do seu

processamento no cérebro tem sido um tema de interesse significativo na psicologia e na neurociência. Dentro desse contexto, o sistema límbico desempenha um papel crucial na regulação das emoções, especialmente em situações de tristeza profunda e depressão.

O sistema límbico consiste em uma rede de estruturas cerebrais interconectadas, incluindo o hipocampo, amígdala, hipotálamo e o córtex cingulado, que desempenham um papel fundamental no processamento emocional e na regulação do humor.

Em particular, a amígdala é frequentemente associada à resposta emocional de medo e ansiedade, enquanto o hipocampo está envolvido na formação de memórias e na regulação das emoções. O hipotálamo desempenha um papel essencial na regulação do sistema nervoso autônomo e na liberação de hormônios relacionados ao estresse. Já o córtex cingulado está envolvido na avaliação e regulação das emoções.

Quando indivíduos experimentam tristeza profunda ou depressão, várias alterações no funcionamento do sistema límbico podem ser observadas. Por exemplo, estudos sugerem que a amígdala pode apresentar uma hiperatividade em pessoas deprimidas, levando a uma amplificação das respostas emocionais negativas e a dificuldades na regulação do humor.

Além disso, o hipocampo pode sofrer redução de volume em casos de depressão crônica, impactando a formação de memórias e o processamento emocional.

A relação entre o sistema límbico e a regulação emocional é ainda mais complexa devido à interação com outros sistemas cerebrais, como o córtex pré-frontal, responsável pelo controle executivo e pela regulação cognitiva das emoções. Em indivíduos deprimidos, a comunicação entre o córtex pré-frontal e o sistema límbico pode estar comprometida, resultando em dificuldades na regulação emocional e no processamento de informações emocionais. Intervenções terapêuticas, como a psicoterapia e a terapia farmacológica, visam frequentemente modular a atividade do sistema límbico e restaurar o equilíbrio emocional em indivíduos deprimidos.

Por exemplo, antidepressivos podem atuar na regulação dos neurotransmissores envolvidos no funcionamento do sistema límbico, contribuindo para a melhoria dos sintomas depressivos. O sistema límbico desempenha um papel central na regulação emocional e no processamento de emoções, especialmente em situações de tristeza profunda e depressão.

Compreender as complexidades desses processos neurobiológicos é essencial para o desenvolvimento de estratégias eficazes de intervenção e tratamento para indivíduos que sofrem de distúrbios do humor. A pesquisa contínua nessa área pode fornecer insights valiosos para a melhoria do bem-estar emocional e da qualidade de vida daqueles que enfrentam desafios emocionais significativos.

5. Eixo Hipotalâmico-Pituitário-Adrenal (HPA)

O Eixo Hipotálamo-Pituitária-Adrenal (HPA) é um sistema complexo do corpo humano responsável por regular respostas ao estresse. A interação entre o hipotálamo, a glândula pituitária e as glândulas adrenais desempenha um papel crucial na adaptação do organismo a estresses físicos e emocionais.

A regulação do Eixo HPA envolve a liberação do hormônio liberador de corticotrofina (CRH) pelo hipotálamo, que estimula a glândula pituitária a secretar hormônio adrenocorticotrófico (ACTH). O ACTH, por sua vez, estimula as glândulas adrenais a liberarem cortisol, o principal hormônio do estresse.

Em situações de estresse crônico, o Eixo HPA pode se tornar disfuncional, levando a níveis anormais de cortisol que afetam negativamente o cérebro e o corpo.

Estudos científicos demonstraram uma forte associação entre a disfunção do Eixo HPA e a depressão. Pacientes deprimidos frequentemente apresentam níveis elevados de cortisol, juntamente com alterações na sensibilidade dos receptores de cortisol no cérebro. Essas mudanças estão relacionadas a sintomas depressivos, como alterações de humor, perda de interesse e energia, distúrbios do sono e apetite.

Além disso, o estresse crônico pode desencadear uma resposta inflamatória no cérebro, contribuindo para a progressão da depressão. O cortisol em excesso pode diminuir a função do hipocampo, uma região do cérebro importante para a regulação do humor, memória e processamento emocional, levando a déficits cognitivos e emocionais comuns na depressão.

Tratamentos para a depressão frequentemente visam modular o Eixo HPA e os níveis de cortisol. Terapias farmacológicas, como antidepressivos e moduladores do estresse, visam regular a resposta do Eixo HPA e reduzir a hiperatividade do sistema. Além disso, intervenções não farmacológicas, como terapia cognitivo-comportamental, exercício físico e mindfulness, mostraram eficácia na regulação do estresse e na melhoria dos sintomas depressivos através do Eixo HPA.

Em resumo, a interação complexa entre o Eixo HPA e a depressão destaca a importância de compreender as bases biológicas dessa doença mental. A disfunção do Eixo HPA pode contribuir para o início e a progressão da depressão, influenciando diretamente a saúde mental e o bem-estar dos indivíduos afetados. Ao investigar e abordar as alterações nesse sistema, os profissionais de saúde podem desenvolver estratégias mais eficazes para o tratamento e a prevenção da depressão, melhorando assim a qualidade de vida daqueles que sofrem com essa condição debilitante.

6. Neurotransmissores

A compreensão das complexas interações bioquímicas que regem as emoções humanas, em particular a tristeza e a depressão, tem sido objeto de estudo e debate incessantes. Neste contexto, substâncias como a serotonina, dopamina e noradrenalina desempenham papéis cruciais na regulação do humor e no equilíbrio emocional. A serotonina é um neurotransmissor intimamente ligado à regulação do humor, sono, apetite e funções cognitivas. Sua deficiência está frequentemente associada a distúrbios de humor, como a depressão.

A serotonina desempenha um papel essencial na modulação da tristeza, influenciando diretamente a percepção do bem-estar e felicidade. Quando em desequilíbrio, pode levar a um estado emocional de melancolia e desespero, sintomas característicos da depressão.

Por outro lado, a dopamina, neurotransmissor associado ao sistema de recompensa do cérebro, desempenha um papel fundamental na motivação, prazer e aprendizagem. Sua disfunção pode estar relacionada à anedonia, sintoma comum na depressão, caracterizado pela incapacidade de experimentar prazer em atividades anteriormente prazerosas. A dopamina também está envolvida na regulação do humor, e sua influência pode afetar significativamente a percepção da tristeza.

Além disso, a noradrenalina, outro neurotransmissor essencial, desempenha um papel crucial na resposta ao estresse e na regulação do humor. Seu desequilíbrio pode resultar em sintomas como ansiedade, agitação e instabilidade emocional, que frequentemente acompanham quadros de tristeza e depressão. A noradrenalina está envolvida na ativação do sistema nervoso simpático, preparando o corpo para enfrentar situações de perigo, mas seu excesso pode contribuir para um estado de alerta constante e ansiedade crônica.

Assim a interação complexa entre o Siro Tonina, dopamina e noradrenalina desempenha um papel crucial na manifestação e regulação das emoções, em especial da tristeza e da depressão. O equilíbrio desses neurotransmissores é essencial para a manutenção da saúde emocional e do bem-estar psicológico. Compreender como essas substâncias influenciam nossos estados emocionais pode fornecer insights valiosos para o desenvolvimento de estratégias terapêuticas mais eficazes na abordagem da tristeza e depressão.

A pesquisa contínua sobre a neuroquímica do cérebro e suas relações com as emoções humanas é crucial para avançar no tratamento e na compreensão dos distúrbios emocionais. A integração de conhecimentos sobre o papel do Siro Tonina, dopamina e noradrenalina na regulação do humor pode abrir novos caminhos para a promoção da saúde mental e o bem-estar emocional de indivíduos que enfrentam desafios relacionados à tristeza e depressão.

Capítulo 3

Fanatismo

Florbela Espanca

Minh'alma, de sonhar-te, anda perdida. Meus olhos andam cegos de te ver. Não és sequer razão do meu viver Pois que tu és já toda a minha vida! Não vejo nada assim enlouquecida... Passo no mundo, meu Amor, a ler No mist'rioso livro do teu ser A mesma história tantas vezes lida!... "Tudo no mundo é frágil, tudo passa... Quando me dizem isto, toda a graça Duma boca divina fala em mim! E, olhos postos em ti, digo de rastros: "Ah! podem voar mundos, morrer astros, Que tu és como Deus: princípio e fim!..."

Rompendo o Estigma da Doença Mental

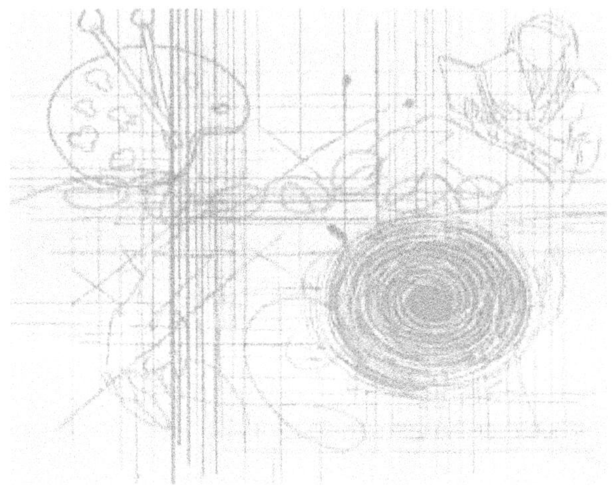

Romper o estigma associado à doença mental é uma tarefa complexa, mas crucial para garantir que todas as pessoas possam acessar os cuidados de que necessitam sem enfrentar discriminação ou julgamento. O estigma pode impedir as pessoas de procurar ajuda, afetar suas relações interpessoais e limitar suas oportunidades em diversas áreas da vida, como no trabalho e na educação. Informar a população sobre a natureza das doenças mentais, suas causas e tratamentos disponíveis.

Esclarecer que doenças mentais são condições médicas que podem ser tratadas, assim como doenças físicas. Implementar programas educacionais sobre saúde mental desde cedo para sensibilizar as crianças e jovens.

Incentivar pessoas que vivem com doenças mentais a compartilharem suas histórias pode desestigmatizar essas condições ao humanizar e normalizar a experiência. Pessoas conhecidas falando abertamente sobre suas próprias lutas com a saúde mental podem ter um impacto significativo na percepção pública.

Utilizar terminologia que respeite a dignidade das pessoas, evitando rótulos como "louco" ou "maluco". Certificar-se de que as mensagens sejam inclusivas e respeitosas, destacando a importância da empatia e compreensão.

Melhorar a disponibilidade e acessibilidade dos serviços de saúde mental, incluindo linhas de apoio, clínicas e serviços de emergência. Garantir que os tratamentos sejam acessíveis economicamente para todas as pessoas.

Formar grupos de apoio onde às pessoas possam compartilhar experiências e se apoiar mutuamente. Envolver a comunidade em atividades e eventos que promovam a saúde mental e reduzam o isolamento social. Desenvolver políticas de saúde mental no local de trabalho, inclusive treinamentos para reconhecer sinais de problemas de saúde mental e oferecer suporte.

Criar um ambiente de trabalho que valorize o bem-estar emocional dos funcionários. Apoiar leis e políticas que protejam os direitos das pessoas com doenças mentais e promovam a igualdade de acesso ao tratamento. Trabalhar com grupos de defesa dos direitos para promover mudanças políticas e sociais.

Romper o estigma associado à doença mental requer um esforço contínuo e multifacetado. Ao combinar educação, apoio comunitário, políticas inclusivas e comunicação consciente, podemos criar uma sociedade mais compreensiva e acolhedora para todos aqueles que vivem com doenças mentais.

A empatia, o respeito e a ação informada são fundamentais para avançar nessa direção, permitindo que todos possam viver uma vida plena e saudável, sem medo ou vergonha.

3.1 O estigma associado à depressão

A ideia de que a tristeza pode levar a uma produção criativa ou intelectual elevada é uma crença que tem raízes tanto em observações históricas quanto em teorias psicológicas. No entanto, a relação entre tristeza e sabedoria ou criatividade é complexa e não é universalmente verdadeira. Vamos explorar algumas considerações sobre esse tema. Historicamente, muitos artistas, escritores e pensadores proeminentes (como Van Gogh, Edgar Allan Poe, e Sylvia Plath) foram conhecidos por lutarem contra a depressão e outras formas de sofrimento emocional. Suas obras muitas vezes refletem uma profundidade emocional e uma perspectiva única sobre a condição humana, levando à percepção de que a tristeza pode gerar um alto nível de criatividade.

Algumas pesquisas sugerem que estados emocionais negativos, como a tristeza, podem de fato promover certos tipos de processos mentais que podem ser benéficos para a criatividade e a introspecção.

Pessoas tristes podem ser mais detalhistas e analíticas. Quando em um estado emocional negativo, o cérebro pode se concentrar mais na resolução de problemas e em atenção aos detalhes. A tristeza pode levar a uma maior autorreflexão e introspecção, o que pode resultar em trabalhos artísticos e escritos que capturam a essência da experiência humana de maneira profunda e significativa. Estar triste pode aumentar a empatia e a compreensão das dificuldades alheias, enriquecendo a capacidade de conectar-se emocionalmente com os outros através da arte e da literatura.

Apesar desses potenciais benefícios, a tristeza crônica ou a depressão severa podem ter efeitos prejudiciais significativos: A depressão pode causar uma perda de interesse em atividades, incluindo aquelas relacionadas à criatividade e à produção. Estados prolongados de tristeza severa ou depressão podem levar a dificuldades cognitivas, incluindo problemas de concentração e memória.

Depressão pode afetar a saúde física, resultando em fadiga, insônia e outros problemas que podem dificultar a produtividade. Não se pode negar que experiências negativas podem, em algumas situações, fomentar uma perspectiva mais profunda e criativa.

No entanto, é importante **não romantizar a tristeza ou a depressão como um caminho necessário para a criatividade ou a sabedoria**. Muitas pessoas são extremamente criativas e produtivas em estados de felicidade, equilíbrio e bem-estar.

Não há uma relação universal e direta entre tristeza e sabedoria ou produção de alta qualidade. Enquanto a tristeza pode, ocasionalmente, levar a períodos de introspecção que beneficiam a produção criativa, estados prolongados de tristeza ou depressão tendem a ser prejudiciais. O ideal é promover um estado de equilíbrio emocional para sustentar a criatividade e a produtividade de maneira saudável.

O estigma associado à depressão é uma barreira significativa que impede muitas pessoas de procurar e receber o apoio e tratamento de que necessitam. Este estigma pode ser dividido em duas categorias principais: o *estigma público, ou seja, as atitudes e percepções negativas da sociedade em relação à depressão, e o **autoestigma*, que consiste em sentimentos de vergonha, culpa e baixa autoestima que os próprios indivíduos com depressão podem internalizar.

Muitas pessoas ainda não entendem completamente o que é a depressão. A falta de conhecimento leva a uma série de mitos e ideias errôneas sobre o transtorno.

Em muitas culturas, há uma valorização exagerada da força e resiliência. A depressão pode ser vista como um sinal de fraqueza ou falha pessoal. A forma como a depressão é retratada nos meios de comunicação pode perpetuar estereótipos e preconceitos. Muitas vezes, é mostrada de maneira simplista ou sensacionalista.

A depressão é frequentemente considerada um "tabu" e, portanto, não discutida abertamente. Esse silêncio perpetua a falta de entendimento e o medo. O medo de ser julgado ou discriminado leva muitas pessoas a evitarem procurar apoio psicológico ou médico, o que pode agravar a condição. O estigma pode levar ao isolamento social, já que indivíduos com depressão podem evitar compartilhar suas experiências ou se afastar de interações por medo de julgamento.

O autoestigma pode intensificar sentimentos de vergonha e culpa, exacerbando os sintomas da depressão e dificultando a recuperação.

Pessoas com depressão podem enfrentar discriminação no local de trabalho, encontrando dificuldades para obter emprego ou promoções, ou sendo tratadas de forma injusta por colegas e empregadores.

3.2 Espiritualidade e religião diálogo aberto sobre saúde mental

A contribuição da espiritualidade e da religião para a saúde mental é amplamente reconhecida na literatura científica e prática clínica. A integração desses aspectos no cuidado com a saúde mental pode proporcionar inúmeros benefícios aos pacientes. Aqui estão algumas diretrizes sobre como os profissionais de saúde mental podem abordar e incorporar a espiritualidade e a religião em seus atendimentos:

Histórico Espiritual: Inclua perguntas sobre crenças espirituais e religiosas durante a avaliação inicial do paciente. Isso pode ajudar a compreender as fontes de apoio e significado em suas vidas.

Neutralidade e Respeito: Aborde esses temas com neutralidade e respeito, reconhecimento da validade e importância dos sentimentos e crenças do paciente.

Privacidade: Reconheça que alguns pacientes podem preferir não discutir suas crenças e respeite essa escolha.

Terapias Complementares: Incorpore terapias complementares ou integrativas que estejam em alinhamento com as crenças espirituais do paciente, como meditação, mindfulness, ou práticas de relaxamento espiritual.

Recursos Comunitários: Encoraje a participação em grupos ou comunidades religiosas que o paciente considere importantes para seu apoio emocional e espiritual.

Capelania Clínica: Trabalhe em conjunto com capelães hospitalares ou conselheiros espirituais que possam oferecer suporte especializado.

Treinamento Contínuo: Invista em treinamento contínuo para desenvolver competência cultural e sensibilidade espiritual, para que sua abordagem seja informada e respeitosa.

Demonstre habilidades de escuta ativa e empatia ao discutir tópicos espirituais, validando as experiências e sentimentos do paciente. Crie um ambiente de confiança onde os pacientes se sintam seguros para compartilhar suas crenças e práticas espirituais sem julgamento.

Terapia Baseada em Mindfulness: Envolva técnicas de mindfulness que podem ressoar com crenças espirituais e religiosas. Terapias Narrativas: Utilize métodos terapêuticos que permitam aos pacientes explorar e integrar suas histórias de vida e crenças espirituais.

Equipe Colaborativa: Trabalhe de maneira colaborativa com outros profissionais de saúde, serviços sociais, e líderes espirituais locais para oferecer um suporte mais amplo e integrado ao paciente.

Redução do Estresse: Reconheça que práticas espirituais e religiosas podem ser fontes significativas de suporte emocional e redução de estresse. Ajude os pacientes a encontrar sentido e propósito em suas vidas, aspectos que frequentemente se encontram enraizados na espiritualidade.

Integrar a espiritualidade e a religião na atenção à saúde mental não só reconhece a importância dessas dimensões na vida dos pacientes, mas também promove um cuidado mais humano e holístico. Respeitar e apoiar as manifestações de fé e espiritualidade pode fortalecer a relação terapêutica, melhorar o bem-estar emocional dos pacientes e contribuir para a eficácia dos tratamentos de saúde mental.

A percepção da depressão difere significativamente entre as diferentes religiões ao redor do mundo, refletindo suas crenças, valores e práticas específicas. Aqui estão alguns exemplos de como algumas das maiores tradições religiosas veem a depressão:

No Cristianismo, a depressão pode ser vista tanto como uma condição clínica quanto como uma experiência espiritual. Muitos cristãos entendem a depressão como resultado da fragilidade humana e reconhecem a necessidade de cuidados médicos e psicológicos. Em algumas tradições cristãs, experiências de tristeza profunda podem ser interpretadas como períodos de prova espiritual ou como um chamado para um relacionamento mais profundo com Deus. Muitas igrejas oferecem conselhos pastorais, grupos de apoio e recursos espirituais como oração e meditação em textos bíblicos para assistir as pessoas que sofrem de depressão.

No Islamismo, a depressão pode ser vista tanto como uma condição médica quanto como um teste de fé. A aceitação do sofrimento como parte da vida e prova divina é um conceito fundamental. O Islã encoraja os fiéis a encontrar conforto através da prática da oração (Salat), recitação do Alcorão, e confiança em Allah (Deus). A depressão pode ser vista como uma oportunidade para fortalecer a fé e depender mais de Deus. As comunidades muçulmanas muitas vezes promovem aconselhamento espiritual por parte de líderes religiosos (Imãs) e o uso de práticas religiosas como a oração e o jejum para ajudar no enfrentamento.

No Hinduísmo, a depressão pode ser interpretada através de várias lentes, incluindo a karma (lei de causa e efeito) e a influência dos estados mentais e espirituais. A busca de Moksha (libertação) e a prática do Dharma (dever religioso e moral) pode fornecer um quadro para entender e lidar com a depressão. A meditação, o ioga, e o estudo dos textos sagrados (como os Vedas e o Bhagavad-Gita) são frequentemente recomendados. Aderência a práticas espirituais, como pujas (ritual de devoção) e satsangas (associação com pessoas espiritualizadas), é aconselhada para equilibrar a mente e encontrar paz interna.

No Budismo, a depressão pode ser vista como uma manifestação do sofrimento humano, que é uma das quatro nobles verdades. A origem da depressão pode estar ligada ao apego e à ignorância (Avidya). O Budismo ensina que a prática da meditação, o desenvolvimento da compaixão (Karuna) e da sabedoria (Prajna) são caminhos para superar o sofrimento mental. A prática do mindfulness (Atenção Plena) é particularmente destacada. Mosteiros, centros de meditação e instrutores espirituais oferecem orientação sobre as práticas budistas que ajudam a lidar com a depressão de forma construtiva e transformadora.

No Judaísmo, a depressão é reconhecida como uma condição médica que pode necessitar de tratamento. Ao mesmo tempo, é entendida dentro do contexto da vida espiritual e comunitária. A tradição judaica encoraja a procura de ajuda tanto de profissionais de saúde quanto de apoio espiritual. A oração (Tefilah), o estudo da Torá e a observância de mitzvot (mandamentos) são vistos como formas de buscar conforto e força. Rabinos e conselheiros comunitários desempenham um papel importante em fornecer suporte, assim como a forte ênfase na comunidade (Kehillah) e no apoio mútuo.

Pietro Ubaldi foi um pensador e escritor italiano que elaborou um sistema filosófico e espiritual abrangente. Suas obras abordam temas como a evolução espiritual, a natureza da mente e a ligação do ser humano com o universo.

Embora ele não seja amplamente reconhecido no campo da psicologia clínica tradicional, Ubaldi abordou questões psicológicas e emocionais de uma perspectiva espiritual e filosófica, incluindo a depressão, mas dentro de um contexto mais abrangente das questões existenciais e espirituais da vida.

Nas obras de Pietro Ubaldi, a depressão pode ser vista como um desalinhamento ou desconexão entre o indivíduo e seu propósito espiritual ou com as leis universais. Ele propõe uma compreensão mais profunda do estado depressivo ao explorar os seguintes pontos: para Ubaldi, a depressão pode resultar de uma falta de conexão com uma dimensão espiritual ou de um desvio do "caminho evolutivo" do indivíduo.

Ele acredita que as crises emocionais, incluindo a depressão, podem ser uma espécie de "chamada de atenção" para realinhar a vida de uma pessoa com princípios espirituais e universais.

Ubaldi vê a vida como um processo contínuo de evolução e crescimento espiritual. A depressão pode ser vista como um obstáculo necessário ou um desafio que força o indivíduo a buscar um entendimento mais profundo de si mesmo e de seu propósito na vida. Segundo ele, superar a depressão envolve um esforço consciente para elevar-se a um nível superior de compreensão e existência.

Ele propôs que o universo é governado por leis espirituais e que a saúde emocional e mental de uma pessoa está relacionada à sua capacidade de viver em harmonia com essas leis. A depressão pode surgir como um resultado de viver em desacordo com esses princípios, e o caminho para a cura envolve recuperar essa harmonia.

Se estivermos seguindo a linha de pensamento de Pietro Ubaldi, algumas práticas e conceitos podem ajudar a abordar a depressão:

Exploração introspectiva para entender os próprios pensamentos, emoções e motivações, e como eles se alinham (ou não) com a evolução espiritual.

Práticas de meditação para aumentar a consciência espiritual e promover o alinhamento interno.

Engajamento em atos altruístas e de serviço ao próximo, que podem ajudar a superar sentimentos de vazio ou inutilidade. Leitura e estudo de obras espirituais para expandir a compreensão do propósito de vida e das leis universais.

A abordagem de Ubaldi à depressão oferece uma perspectiva espiritual que pode complementar os métodos tradicionais de psicoterapia e tratamento médico. No entanto, é crucial entender que essa abordagem não substitui o tratamento convencional, especialmente em casos graves de depressão que podem exigir intervenção médica e psicoterapêutica. Combinar o suporte espiritual e filosófico com tratamentos clínicos pode fornecer uma abordagem mais holística e eficaz para a cura.

Allan Kardec, o codificador do Espiritismo, abordou muitas questões relacionadas à saúde mental e emocional no contexto de sua doutrina. Seu entendimento sobre depressão, assim como outros aspectos psicológicos e emocionais, está intimamente ligado às ideias de evolução espiritual, obsessão espiritual e as consequências de vidas passadas.

No Espiritismo, a vida terrena é vista como uma oportunidade para evolução moral e espiritual. A depressão pode ser entendida como uma prova ou expiação relacionada a ações de vidas passadas, onde o espírito está passando por uma situação desafiante para aprendizado e aprimoramento espiritual. Questões não resolvidas de vidas anteriores podem influenciar o estado emocional e mental de uma pessoa na vida atual. O reconhecimento e o trabalho sobre essas questões são vistas como oportunidades para crescimento espiritual.

Kardec e os espíritas acreditam que a depressão pode ser agravada, ou em alguns casos causada, pela interferência de espíritos desencarnados. Esses espíritos podem influenciar os pensamentos e sentimentos da pessoa, levando-a a estados depressivos. Para combater essa influência, é recomendada a elevação moral e espiritual, manutenção da prece, prática da caridade e o desenvolvimento de uma vida virtuosa. O auxílio de centros espíritas para realização de sessões de desobsessão também é uma prática comum.

Embora o Espiritismo reconheça as causas espirituais, não descarta os aspectos psicológicos e biológicos da depressão. O estudo e o cultivo de hábitos saudáveis, a prática do trabalho edificante e útil são incentivados como formas de enfrentamento. A autoanálise e o autoconhecimento são fortemente incentivados, alinhando-se à ideia de reforma íntima, onde o indivíduo trabalha suas imperfeições e busca o aprimoramento pessoal.

Principais Práticas Espíritas para Enfrentamento da Depressão

Preces diárias são recomendadas para estabelecer e manter uma conexão constante com os espíritos superiores e com Deus, buscando força e consolo.

Leitura do Evangelho: Conhecida como Evangelho no Lar, essa prática de leitura e reflexão em família promove a harmonia e a proteção espiritual do ambiente doméstico. Passe Espiritual: Sessões onde fluxos de energia são direcionados para o reequilíbrio do corpo e da mente. Sessões específicas para tratar influências espirituais externas, onde médiuns e assistentes espirituais trabalham para neutralizar essas influências.

Engajamento em atividades altruístas e de caridade é visto como uma maneira de elevar o espírito e proporcionar significado e propósito à vida. Estudo das Obras Espíritas: Ler e refletir sobre as obras de Kardec e outros autores espíritas para fortalecer o entendimento sobre a vida espiritual e as leis universais. Reforma Íntima: Trabalhar continuamente nas próprias imperfeições morais e no desenvolvimento de virtudes.

A abordagem espírita para a depressão oferece uma perspectiva que integra corpo, mente e espírito. É uma visão holística que considera tanto os aspectos materiais quanto espirituais da existência. Contudo, é crucial ressaltar que o Espiritismo não descarta a importância do tratamento médico e psicológico. A doutrina incentiva que as pessoas busquem todos os recursos necessários para manutenção da saúde, incluindo o acompanhamento por profissionais de saúde mental.

Se você ou alguém que você conhece está lutando contra a depressão, é fundamental unir o auxílio espiritual com tratamentos convencionais para proporcionar um suporte abrangente e eficaz.

Embora a depressão seja reconhecida em muitas tradições religiosas, a abordagem específica para lidar com a condição pode variar amplamente. Em geral, todas essas tradições enfatizam o valor do cuidado médico apropriado e simultaneamente fornecem uma rica variedade de recursos espirituais e comunitários para auxiliar na cura e no bem-estar. A compreensão da perspectiva religiosa de um paciente é crucial para fornecer um cuidado que seja cultural e espiritualmente sensível.

Depressão e tristeza utilizando escrituras bíblicas

Na Bíblia, Jesus aborda o tema da tristeza em várias ocasiões, oferecendo consolo, esperança e encorajamento. Suas palavras são frequentemente usadas por crentes para encontrar conforto e orientação em tempos de dificuldade. Abaixo estão algumas das citações de Jesus que se referem à tristeza, **sofrimento e consolo:**

Mateus 11:28-30

"Vinde a mim, todos os que estais cansados e sobrecarregados, e eu vos aliviarei. Tomai sobre vós o meu jugo, e aprendei de mim, porque sou manso e humilde de coração; e encontrareis descanso para as vossas almas. Porque o meu jugo é suave e meu fardo é leve."

João 14:1-3

"Não se turbe o vosso coração; credes em Deus, crede também em mim. Na casa de meu Pai há muitas moradas. Se assim não fora, eu vo-lo teria dito. Pois vou preparar-vos lugar. E, quando eu for e vos preparar lugar, voltarei e vos receberei para mim mesmo, para que, onde eu estou, estejais vós também."

João 16:20-22

"Na verdade, na verdade vos digo que vós chorareis e vos lamentareis, e o mundo se alegrará; e vós estareis tristes, mas a vossa tristeza se converterá em alegria. A mulher, quando está para dar à luz, sente tristeza, porque é chegada a sua hora; mas depois de ter dado à luz a criança, já não se lembra da aflição, pelo prazer de haver nascido um homem no mundo. Assim também agora vós tendes tristeza; mas outra vez vos verei; o vosso coração se alegrará, e a vossa alegria ninguém poderá tirar."

Mateus 5:4 (Parte do Sermão da Montanha)

"Bem-aventurados os que choram, porque serão consolados."

João 14:27

"Deixo-vos a paz, a minha paz vos dou; não vo-la dou como o mundo a dá. Não se turbe o vosso coração, nem se atemorize."

Essas passagens mostram que Jesus reconhece a realidade da tristeza e das dificuldades na vida, mas oferece promessas de consolo, paz e transformação. Ele convida as pessoas a confiar nele e a buscar a sua paz em meio às tempestades da vida.

3.3 Como combater o preconceito e a discriminação

Combater o preconceito e a discriminação em relação à tristeza e à depressão é uma tarefa essencial para promover uma sociedade mais inclusiva e compreensiva, onde as pessoas que sofrem dessas condições possam buscar ajuda sem medo de estigmatização. Aqui estão algumas estratégias que podem ser empregadas para atingir esse objetivo:

Campanhas de Educação: Promova campanhas de educação pública que informem sobre a natureza da depressão, seus sintomas e a diferença entre tristeza normal e depressão clínica. Distribua informações precisas e baseadas em evidências científicas para desmistificar mitos comuns sobre a depressão e a tristeza. Organize workshops e palestras para sensibilizar a comunidade sobre a importância da saúde mental. Incentive indivíduos que superaram a depressão a compartilharem suas histórias, o que pode ajudar a humanizar a condição e reduzir o preconceito.

Suporte e Inclusão nos Locais de Trabalho

Desenvolva e implemente políticas de saúde mental inclusivas no local de trabalho, promovendo um ambiente onde os funcionários se sintam seguros para discutir seus problemas de saúde mental. Ofereça treinamentos para gerentes e funcionários sobre como reconhecer e apoiar colegas que possam estar enfrentando problemas de saúde mental. Garanta que os funcionários tenham acesso a serviços de saúde mental, como psicólogos e terapeutas. Crie programas de bem-estar e iniciativas de suporte, como dias de saúde mental, grupos de apoio e linhas de assistência.

Cultura Escolar Positiva

Inclua a educação sobre saúde mental no currículo escolar para cultivar a compreensão desde cedo. Ofereça serviços de aconselhamento e recursos para estudantes que enfrentam problemas de saúde mental. Realize campanhas para combater o bullying e criar um ambiente escolar seguro e acolhedor. Prepare professores e staff escolar para reconhecer sinais de depressão e tristeza, e intervir de maneira apropriada.

Políticas e Legislação

Promova a implementação de leis que protejam os direitos de pessoas com condições de saúde mental no ambiente de trabalho, escolas e na sociedade em geral. Assegure que as políticas de saúde pública tratem as condições de saúde mental com a mesma importância que as condições de saúde física. Incentive uma representação responsável e sensível da depressão e outras condições de saúde mental na mídia. Divulgue histórias de superação e recuperação para criar uma narrativa positiva e esperançosa em torno da saúde mental.

Estabeleça diretrizes e regulamentos éticos para a cobertura de temas de saúde mental pela mídia, evitando o sensacionalismo e o estigma. Promova a criação de grupos de suporte comunitários onde as pessoas podem compartilhar suas experiências e receber apoio emocional. Estabeleça parcerias com organizações não governamentais que trabalham na área da saúde mental para promover iniciativas comunitárias.

Combatendo o preconceito e a discriminação em relação à tristeza e à depressão requer uma abordagem multifacetada que envolve educação, apoio nas diversas esferas da vida social (trabalho, escola, comunidade), políticas inclusivas, e uma representação responsável na mídia. Ao programar essas estratégias, podemos criar uma sociedade onde a saúde mental é tratada com a importância que merece e onde todos se sentem valorizados e apoiados em suas jornadas para o bem-estar emocional.

Capítulo 4

Livro do desassossego

Fernando Pessoa

Senti-me inquieto já. De repente, o silêncio deixara de respirar. Súbito, de aço, um dia infinito estilhaçou-se. Agachei me, animal, sobre a mesa, com as mãos garras inúteis sobre a tábua lisa. Uma luz sem alma entrara nos recantos e nas almas, e um som de montanha próxima desabara do alto, rasgando num grito sedas do abismo. Meu coração parou. Bateu-me a garganta. A minha consciência viu só um borrão de tinta num papel.

Compreendendo o metabolismo na Depressão

Entender o metabolismo do cérebro e do intestino em relação à depressão revelou informações importantes, especialmente sobre a conexão entre o sistema nervoso central (SNC) e o sistema nervoso entérico, muitas vezes referido como o "eixo intestino-cérebro".

Neurotransmissores como serotonina, dopamina e norepinefrina desempenham um papel crucial na regulação do humor, emoções e comportamento. Estima-se que cerca de 90% da serotonina do corpo seja produzida no intestino. No cérebro, a serotonina é fundamental para regular o humor, sono e apetite. Baixos níveis de serotonina estão fortemente associados com a depressão.

Já a dopamina envolvida no sistema de recompensa do cérebro, influenciando a motivação e prazer. Níveis inadequados de dopamina podem levar a anedonia, um sintoma comum da depressão. A norepinefrina é importante na resposta ao estresse e na regulação do humor. Deficiências podem contribuir para os sintomas depressivos.

A plasticidade sináptica, a capacidade das sinapses de se fortalecerem ou enfraquecerem ao longo do tempo, é essencial para a aprendizagem e memória. Alterações na plasticidade sináptica têm sido observadas em indivíduos com depressão.

Processos inflamatórios e o estresse oxidativo no cérebro podem contribuir para a disfunção neuronal e a depressão. Marcadores inflamatórios elevados, como citocinas pró-inflamatórias, foram associados à depressão.

A microbiota intestinal é o conjunto de microrganismos que residem no trato gastrointestinal. Eles desempenham um papel crucial na digestão, no metabolismo e na modulação do sistema imunológico. Certos micróbios intestinais podem sintetizar neurotransmissores como a serotonina. Alterações na composição da microbiota podem impactar seus níveis.

Ácidos Graxos de Cadeia Curta (AGCC): Metabólitos produzidos pela fermentação de fibras alimentares por bactérias intestinais, como butirato, têm propriedades anti-inflamatórias e neuroprotetoras. O eixo intestino-cérebro é uma via bidirecional de comunicação entre o intestino e o cérebro, envolvendo mecanismos neurais (nervo vago), imunes (citocinas) e endócrinos (hormônios).

O nervo Vago principal via neural que medeia a comunicação entre o intestino e o cérebro. A estimulação vagal foi mostrada como potencial terapêutica para a depressão resistente ao tratamento. No sistema imunológico moléculas inflamatórias do intestino podem atravessar a barreira hematoencefálica e afetar o funcionamento cerebral.

Intervenções dietéticas e probióticos têm sido explorados como terapias potenciais para a depressão. Certas cepas de probióticos (Lactobacillus, Bifidobacterium) mostraram efeitos promissores na melhora do humor e na redução dos sintomas depressivos. dietas ricas em fibras, antioxidantes e ácidos graxos ômega-3 apoiam a saúde intestinal e podem beneficiar a saúde mental.

Complementar intervenções dietéticas com psicoterapia (como a Terapia Cognitivo-Comportamental) pode abordar tanto os sintomas psicológicos quanto a saúde intestinal, fornecendo uma abordagem holística. Antidepressivos, como Inibidores Seletivos da Recaptação de Serotonina (ISRS), podem ajustar os níveis de neurotransmissores no cérebro e têm impacto indireto no eixo intestino-cérebro.

A conexão entre o metabolismo do cérebro e do intestino na depressão é um campo de pesquisa promissor, destacando a importância de uma abordagem integrativa para a saúde mental. Compreender esses mecanismos pode levar a tratamentos mais eficazes e personalizados para a depressão, melhorando significativamente a qualidade de vida dos pacientes.

4.1 Depressão e Luto

Enfrentar o luto é uma experiência humana universal, mas extremamente individual, que pode envolver uma gama de emoções, incluindo tristeza e, em alguns casos, depressão.

Compreender esses estados emocionais durante o luto pode ajudar a diferenciar entre reações normais à perda e situações que podem necessitar de intervenção profissional.

O processo de luto é natural e esperado após a perda significativa de alguém ou algo importante. É importante reconhecer que a tristeza é um componente normal e central do luto. Algumas características do luto e da tristeza incluem choro, sentimentos profundos de saudade, apatia temporária, e nostalgia são comuns.

É comum que as pessoas enlutadas experimentem altos e baixos emocionais. Em alguns momentos, podem sentir-se mais calmos ou até experimentar momentos de felicidade, seguidos por ondas intensas de tristeza. Embora a tristeza intensa possa dificultar a rotina diária, muitas vezes, os indivíduos enlutados conseguem, eventualmente, retomar suas atividades e responsabilidades, mesmo que de forma gradual.

Às vezes, o luto pode se transformar em ou estar acompanhado pela depressão. A depressão durante o luto, também conhecida como "depressão traumática," pode ter sintomas semelhantes à depressão clínica e pode requerer tratamento profissional.

Aqui estão algumas indicações de quando o luto normal pode estar se transformando em depressão: sentimentos intensos de tristeza, desesperança e falta de valor que persistem por mais de dois meses sem alívio significativo. Anedonia que é a perda de interesse ou prazer na maioria das atividades diárias, não apenas relacionadas à perda.

Incapacidade de realizar tarefas diárias ou manter compromissos sociais e profissionais normais, durando mais de algumas semanas.

Sentimentos avassaladores de desesperança ou de que a vida não vale a pena ser vivida. Pensamentos persistentes de suicídio ou autolesão. Se presentes, é crucial buscar ajuda profissional imediatamente.

Diferença entre Luto e Depressão

No luto, a tristeza e outros sintomas são claramente relacionados à perda. Na depressão, os sintomas podem não ter uma causa identificável. Pessoas enlutadas, apesar de sua tristeza, normalmente conseguem manter uma imagem positiva de si mesmas, enquanto pessoas com depressão frequentemente se sentem inúteis ou excessivamente culpadas.

Pessoas enlutadas podem experimentar momentos de alegria conforme encontram novas formas de se adaptar à perda, enquanto pessoas com depressão persistente frequentemente não conseguem encontrar alívio ou prazer. É importante monitorar a intensidade e a duração dos sintomas emocionais após uma perda.

Aqui estão alguns sinais de que pode ser hora de buscar a ajuda de um profissional de saúde mental:

Se os sintomas debilitantes de tristeza, desesperança e desinteresse persistirem além de seis meses e não apresentarem sinais de melhora. Se a dor emocional torna impossível lidar com as atividades diárias e responsabilidades.

Se a pessoa se isola constantemente de amigos, familiares e atividades que anteriormente proporcionavam consolo e prazer. Presença de problemas graves de sono, apetite, fadiga, e outras preocupações físicas que não melhoram com o tempo.

Qualquer pensamento persistente de autolesão ou suicídio exige atenção imediata de um profissional de saúde mental.

Intervenções e Tratamento

As intervenções podem variar dependendo da gravidade dos sintomas e podem combinar várias abordagens:

Terapias como a Terapia Cognitivo-Comportamental (TCC), Terapia de Aceitação e Compromisso (ACT), e Terapia de Processamento do Luto podem ser eficazes. Em casos de depressão severa, antidepressivos podem ser prescritos para ajudar a equilibrar os neurotransmissores no cérebro. Participar de grupos de apoio para pessoas enlutadas pode ajudar a compartilhar sentimentos e aprender com as experiências de outros.

Práticas de autocuidado, como exercício físico, alimentação balanceada, sono adequado e técnicas de relaxamento, podem complementar outras formas de tratamento.

O entendimento dos estados de tristeza e depressão em momentos de luto é fundamental para fornecer o suporte correto e oportuno. Embora a tristeza seja uma parte natural do luto, a transição para a depressão pode exigir intervenção profissional. É essencial observar os sinais, oferecer apoio e, quando necessário, encorajar a busca de ajuda especializada para garantir uma recuperação saudável e gradual do luto.

4.2 Depressão, tristeza e melancolia nas doenças degenerativas e terminais

Doenças degenerativas e terminais, bem como outras enfermidades graves, podem ter um impacto significativo na saúde mental dos pacientes, frequentemente resultando em estados de depressão, tristeza e melancolia. È muito importante ficar atento a como esses estados emocionais se manifestam em tais condições e algumas abordagens para lidar com eles.

Contexto das Doenças Degenerativas, Terminais e Graves

Doenças Degenerativas: São doenças crônicas e progressivas que afetam o funcionamento normal do corpo, como Alzheimer, Parkinson, e Esclerose Múltipla.

Doenças Terminais: São doenças para as quais não há cura conhecida e que, eventualmente, levam à morte, como certos tipos de cânceres em estágios avançados.

Doenças Graves: Incluem condições como infartos graves, acidentes vasculares cerebrais (AVCs), e outras enfermidades que apresentam sérios riscos à saúde e à vida do paciente.

O diagnóstico de uma doença grave pode desencadear uma reação de choque, descrença, e tristeza profunda. A aceitação desta nova realidade pode ser difícil. O avanço da doença e a perda de funcionalidade podem aumentar os sentimentos de inutilidade e desespero. A dor crônica, a fadiga e outros sintomas físicos constantemente presentes podem contribuir para um estado depressivo. A perda de capacidade de participar de atividades sociais devido às limitações físicas ou à hospitalização pode levar ao isolamento e agravação da depressão. Certas doenças podem alterar o equilíbrio químico do cérebro, exacerbando sintomas de depressão.

Para gerenciar a depressão em pacientes com doenças degenerativas, terminais e graves, uma abordagem diversificada é geralmente necessária. Isso pode incluir:

Psicoterapia, como a Terapia Cognitivo-Comportamental (TCC), pode ser eficaz para ajudar os pacientes a lidar com seus sentimentos e encontrar maneiras de melhorar sua qualidade de vida.

Antidepressivos podem ser prescritos para ajudar a equilibrar os neurotransmissores no cérebro. Em pacientes com doenças terminais, é crucial avaliar cuidadosamente os benefícios e os possíveis efeitos colaterais.

Grupos de apoio, orientação psicológica, e serviços de suporte emocional podem oferecer um espaço seguro para compartilhar experiências e sentimentos.

Para pacientes terminais, os cuidados paliativos visam proporcionar alívio do sofrimento, controlando sintomas e melhorando a qualidade de vida. Isso inclui suporte emocional e espiritual. Incentivar práticas de autocuidado, como exercícios leves, uma dieta equilibrada, e técnicas de relaxamento, pode ajudar a promover o bem-estar físico e emocional.

O suporte de familiares e cuidadores é crucial:

Informar familiares sobre o impacto emocional das doenças sérias pode ajudá-los a oferecer suporte adequado e entender melhor os desafios enfrentados pelo paciente. Encorajar familiares e cuidadores a procurar suas próprias redes de suporte e orientação pode evitar a sobrecarga emocional e física. É fundamental respeitar a autonomia e os desejos do paciente em relação ao tratamento e cuidados recebidos. Mantendo uma comunicação clara e honesta com o paciente e sua família sobre o prognóstico, opções de tratamento e expectativas, pode reduzir a ansiedade e ajudar no planejamento futuro.

A experiência de depressão, tristeza e melancolia em pacientes com doenças degenerativas, terminais e graves é complexa e multifacetada. Reconhecer e compreender esses estados emocionais é crucial para proporcionar intervenções eficazes e um suporte adequado. Abordagens personalizadas que considerem as necessidades emocionais, físicas e sociais do paciente podem melhorar significativamente sua qualidade de vida, mesmo diante dos desafios de uma doença grave. Se você ou alguém que conhece está nessa situação, procure a orientação de profissionais de saúde mental para obter o apoio necessário.

4.3 Buscando ajuda: a importância da atenção especializada

O que podemos fazer nessa busca:

Campanhas Públicas: Campanhas de conscientização que educam o público sobre a depressão, suas causas, sintomas e tratamentos disponíveis.

Programas Educacionais: Inclusão de educação sobre saúde mental em currículos escolares e universitários. Compartilhamento de Experiências: Incentivar pessoas a compartilhar suas histórias de luta e recuperação pode humanizar a experiência da depressão e gerar empatia.

Uso de Linguagem Sensível: Promover o uso de linguagem que respeite a dignidade de indivíduos com depressão, evitando termos pejorativos e estigmatizantes. Falar Abertamente, mas Respeitosamente: Promover uma cultura onde a conversa sobre saúde mental seja aberta, mas sempre respeitosa.

Garantir que os serviços de saúde mental sejam acessíveis, tanto economicamente quanto geograficamente. Programar políticas de saúde mental nas empresas que ofereçam suporte a funcionários com depressão. Criar um ambiente onde os funcionários se sintam seguros para discutir suas lutas sem medo de repercussões negativas.

Apoiar leis e políticas que protejam os direitos das pessoas com condições de saúde mental. Trabalhar com grupos de defesa para promover mudanças políticas e sociais que favoreçam a inclusão e compreensão.

Romper o estigma associado à depressão é uma missão crucial para garantir que todas as pessoas possam viver de forma plena e saudável. A educação contínua, a promoção de diálogos abertos e respeitosos, o suporte comunitário e as políticas inclusivas são fundamentais para criar um ambiente onde a depressão seja entendida e tratada como qualquer outra condição médica. Compreensão, empatia e ação coordenada são as chaves para eliminar o estigma e apoiar aqueles que vivem com depressão.

A compreensão contemporânea da depressão e do luto reflete mudanças significativas em como esses estados emocionais são experimentados e interpretados na sociedade atual.

Este novo sujeito do século XXI enfrenta uma realidade complexa, repleta de oportunidades, mas também de desafios que frequentemente resultam em sentimentos de desorientação e desamparo. Vamos explorar essa nova concepção do luto e da depressão, bem como a comparação entre a depressão moderna e a histeria do século XIX.

No contexto atual, as inúmeras possibilidades que se abrem ao indivíduo podem ser tanto uma bênção quanto uma maldição. A liberdade de escolha, sem diretrizes claras, pode gerar uma sensação de estar perdido e desamparado. Há uma constante busca pelo que é necessário para se sentir completo e suprido, algo que nem sempre é claro ou alcançável, resultando em ansiedade e insatisfação.

Em meio a este cenário, o narcisismo entendido como uma necessária autovalorização e cuidado consigo mesmo torna-se crucial para manter o equilíbrio emocional. Quando bem nutrido, o narcisismo serve para estabilizar ansiedades e desejos.

Manter uma autoestima saudável é um desafio constante, especialmente em um mundo hiperconectado e cheio de comparações sociais.

Durante o século XIX, a histeria foi amplamente estudada e entendida como um distúrbio associado ao excesso de repressão. Desejos e impulsos reprimidos, em um contexto de moralidade restritiva e normas sociais rígidas, resultavam em sintomas histéricos.

A sociedade vitoriana, com suas severas limitações e expectativas, contribuiu para esse fenômeno ao recalcar desejos e emoções, criando conflitos internos que se manifestavam através de sintomas psicossomáticos.

Em contraste, a depressão de hoje é frequentemente atribuída ao excesso de liberdade e permissividade. A ausência de estruturas claras e a pressão para se autogerir e autoatualizar podem resultar em sentimentos de vazio e insuficiência. A vasta gama de opções e a pressão por sucesso e felicidade pessoal podem ser esmagadoras, levando a um estado de constante ansiedade e descontentamento.

Essa nova concepção do luto e da depressão adapta-se ao contexto do século XXI, refletindo as tensões e desafios únicos de nossa época. A comparação entre a depressão moderna e a histeria do século XIX ilustra como diferentes formas de sofrimento mental são moldadas pelas condições culturais e sociais de suas épocas. Na era vitoriana, a repressão e o recalque criaram a histeria; hoje, a liberdade excessiva e a incerteza geram a depressão.

Entender essas manifestações no seu contexto histórico e cultural é vital para desenvolver intervenções eficazes e estratégias de suporte. Em ambos os casos, reconhecer a profunda interação entre o indivíduo e a sociedade é fundamental para abordar o sofrimento mental de maneira empática e holística.

Não desista de você. Nunca!

Sobre a autora

Mil cairão ao teu lado, dez mil à tua direita. Mas tu não serás atingido.

Criadora do método EU SOU, DEUS EM AÇÃO. Professora de Pós-graduação na Universidade do Oeste Paulista - UNOESTE. Atua há três décadas na educação e saúde. Atendimento Clínico e educacional. Registro OAB RO 3154 - OABSP 473492 - Conselho Brasileiro de Psicanálise Clínica n. 451, IBTH n.94968, Sociedade Brasileira de Neuropsicopedagogia n. 10475 . Palestrante, escritora, filosofa, advogada, Biologa, Neuropsicopegoga,Apaixonada por educação e pela alma humana.

Contato: 018 99607825 - 069 92449858 - ninaleerond@hotmail.com – WWW.ninaleemagalhaes.com

Mídias Sociais: Instagram Nina_lee_magalhaes

Graduação

1.Graduada em Direito pela Universidade Luterana do Brasil – ULBRA

2.Graduada em Pedagogia pela Faculdade IBRA de Minas Gerais

3.Graduada em Filosofia pela União Brasileira de Faculdades – UNIBF do Paraná

4.Graduada em Ciências Biológicas pelo Centro Universitário FAEP de São Paulo
5.Graduada em Letras, Português e Espanhol pelo Centro Universitário Cidade Verde do Paraná
6.Graduanda em Biomedicina pela União Brasileira de Faculdades – UNIBF do Paraná
7.Graduanda em Artes Visuais pelo Instituto FACUMINAS de Minas Gerais

Pós graduação

1.Direito e Gestão Ambiental pela FARO - Faculdade de Rondônia
2.Metodologia do Ensino Superior pela FARO - Faculdade de Rondônia
3.Psicanálise pela União Brasileira de Faculdades - UNIBF do Paraná
4.Mitologia criativa , contos de fadas e psicologia pelo Instituto FACUMINAS de Minas Gerais
5,Psicopedagogia Institucional pelo Instituto Pedagógico de Minas Gerais
6.Docência e ciências da saúde pela União Brasileira de Faculdades – UNIBF do Paraná
7.Educação especial inclusiva e transtorno do espectro autista pela União Brasileira de Faculdades – UNIBF do Paraná
8.Avaliação psicológica e psicodiagnóstico pela União Brasileira de Faculdades – UNIBF do Paraná
9.Geriatria e gerontologia pela Faculdade do Vaçe

Elvira Dayrell de Minas Gerais
10.Psicologia da educação pelo INSTITUTO PEDAGOGICO DE MINAS GERAIS LTDA
11.Psicologia Clínica pela Faculdade Batista de Minas Gerais
12.Filosofia e Sociologia pelo INSTITUTO PEDAGOGICO DE MINAS GERAIS LTDA
13.Neuropsicopedagogia e psicanálise clínica, 660 horas pelo Instituto de Educação de Minas Gerais
14.Metodologias ativas e práticas docentes , 720 horas pela Faculdade Serra Geral FSG
15.Neuropsicopedagogia Institucional, clínica e hospitalar, 700 horas, pelo Instituto FACUMINAS de Minas Gerais
16.Abordagem interisciplinar em síndrome de down, 720 horas, pelo Instituto PRISMA de Minas Gerais
17.Medicina tradicional chinesa. 720 horas, pelo Instituto FACUMINAS de Minas Gerais
18.Deficiências múltiplas e sensoriais, 720 horas, 720 horas, pelo Instituto FACUMINAS de Minas Gerais
19.Distúrbio da fala e linguagem, 700 horas, pelo Instituto PRISMA de Minas Gerais
20.Docência do ensino em Direitos Humanos, 720 horas, pelo Instituto PRISMA de Minas Gerais
21. ABA – Análise do comportamento aplicada, 700 horas pelo Instituto PRISMA de Minas Gerais

22.Hipnose clínica, 720 horas, pelo Instituto FACUMINAS de Minas Gerais
23.Neurociência Clínica, 700 horas pelo Instituto FACUMINAS de Minas Gerais
24.Constelação sistêmica, 540 horas, Centro de mediadores – Distrito Federal
25.MBA em Josrnalismo digital, 720 horas, pela Faculdade Batista de Minas Gerais
26.Jornalismo, 700 horas, pela Faculdade Batista de Minas Gerais
27.Artes na Educação, 720 horas, pela Faculdade Batista de Minas Gerais
28.Biomedicina estética, 720 horas, Faculdade do Leste Mineiro – FACULEST
29. Práticas integrativas e complementares, 700 horas, Faculdade do Leste Mineiro – FACULEST
30.Humanização da As´de Pùblica, 700 horas, Instituto FACUMINAS de Minas Gerais
31.Saúde Mental, 680 horas, Instituto FACUMINAS de Minas Gerais
32.Homeopatia, 720 horas, Instituto FACUMINAS de Minas Gerais
33.Dor e inflamação, 720 horas, Instituto FACUMINAS de Minas Gerais

Obras publicadas pela autora

Obras Infantis

1.Autismo, as aventuras de Nino e Nina

2.Bullying, a maldade fantasiada de brincadeira

3.Nina e Lupe no mundo da filosofia

4.TDAH, o cansaço do cérebro

5.Síndrome de Down, o cromossomo 21 extra

Livros de não ficção

6.Humanização, ética e responsabilidade social na saúde

7.Deficiência mental, intelectual e física – compreendendo , apoiando e incluindo.

8.Gestão de pessoas em saúde

9.Cuidados Paliativos, a arte de viver bem até o retorno

10.Mentes dilaceradas, uma jornada pela saúde mental do Ser

11.Explorando o Autismo e a Síndrome de RETT – desafios, conquistas e orientações

12.BNCC na prática

13.TDAH, Déficit de atenção ou apenas distração?

14.O Grande Universo das memórias

15.Toda Depressão tem tristeza, nem toda a tristeza é depressão.

16. EU SOU, DEUS em ação

17. Jesus, a Luz das estrelas

www.ingramcontent.com/pod-product-compliance
Ingram Content Group UK Ltd.
Pitfield, Milton Keynes, MK11 3LW, UK
UKHW021956190726
13853UKWH00004B/1571

9 786501 037820